栄養食事療法シリーズ ③

脂質コントロールの栄養食事療法

脂質異常症
胆嚢疾患（胆石，胆嚢炎）
膵臓疾患（急性膵炎，慢性膵炎）

建帛社
KENPAKUSHA

編者

渡邉 早苗（わたなべ さなえ）	女子栄養大学教授
寺本 房子（てらもと ふさこ）	川崎医療福祉大学教授
田中 明（たなか あきら）	女子栄養大学教授
工藤 秀機（くどう ひでき）	文京学院大学教授
柳沢 幸江（やなぎさわ ゆきえ）	和洋女子大学教授
松田 康子（まつだ やすこ）	女子栄養大学准教授
高橋 啓子（たかはし けいこ）	四国大学教授

刊行にあたって

　科学の進歩・発展がもたらす影響は，人々の生活をより便利に，より効率良い方向へと向かわせ，平均寿命は延び続けている。"健康で長生き"は誰しもの願いであり，生活と健康の質に多くの人たちが関心を持っている。

　現在，生活習慣病の予防が国民的課題となり，メタボリックシンドロームの予防を目的とした特定健康診査及び特定保健指導（平成20年4月）が始まった。

　21世紀は高齢社会と少子化時代を迎えて，要介護高齢者や生活習慣病者の増加をはじめ，医療制度の改革や食環境の変化の中で，健康の維持・増進には個人個人が確かな知識とスキルを身に付けていなければならない。食事に関するマネジメントやケアは高齢者や傷病者にとってはQOLの向上のための支援であり，そのためには健康と病気の関わり，食べ物や調理についての正しい認識を持ち，これらを食生活に展開する能力（実践力）が必要である。

　近年では，メディアを通じてさまざまな情報が流れ，例えば特定の食品やサプリメント，ダイエット法などの効果が誇大に取り上げられている。地球環境の温暖化の問題やスローライフなどの生活スタイルへの回帰を考えると，従来の食材料をバランスよく組み合わせ，さらにそれらを調理し，食事に整えるテクニックを誰もが持つことが望まれる。

　日本人の40歳～50歳代の三大死因は悪性新生物（がん），心疾患，脳血管疾患である。中高年は肥満，糖尿病，脂質異常症，高尿酸血症など，何らかの疾病を抱えて生活しており，これらの疾病は食生活との関わりが大きい。

　本シリーズは，身近な疾病とライフステージで見られる特徴的な疾病を取り上げ，その概要と栄養食事療法についての考え方，さらに食事計画が自分でできるようになるために必要な学習内容を盛り込み，個々人に適した食事計画ができ，さらに，料理のバリエーションごとに，栄養量や調理法のポイントが学べる実用書である。

　家庭において利用できるばかりでなく，管理栄養士・栄養士養成施設に学ぶ学生の教科書，参考書としても大いに役立つものと思っている。本シリーズがより多くの人々に使用されることを願いつつ，今後も諸氏のご批判を頂きながらより使いやすい書にしたいと願っている。

平成21年1月

編者一同

「栄養食事療法シリーズ」の構成と特徴

　本シリーズは，栄養食事療法を実践する方々，栄養食事療法について学んでいる学生，現在臨床の場で実践中の管理栄養士・栄養士の方々に，さまざまな身体状況（病態）を考慮し，ライフスタイルや嗜好にあわせた治療食の食事計画ができるスキルが身に付くことを目的として編集しました。

本シリーズの構成

　栄養食事療法は1品，1食で成り立つものではなく，また，1日限り実践すればよいというものではありません。日々の積み重ねと長期に継続していくものです。そこで，本シリーズでは，栄養食事療法を継続するうえで必要となる病気の知識，栄養食事療法の知識および実践応用に必要なモデル献立の3つの章に分け，それぞれの疾患ごとにまとめてあります。

　病気の解説は医師によりわかりやすく書かれています。栄養食事療法の解説と食事計画：献立例は臨床に携わっている管理栄養士によってすぐに実践・応用できるよう記載されています。献立はすべてカラー写真で示し，料理名，材料と分量，作り方，栄養素量が示されています。さらに栄養食事療法や献立作成に役立つワンポイントメモを随所に掲載しました。

本シリーズ各疾患ごとの構成

病気の解説	疾患の概要，検査と診断，治療
栄養食事療法の解説	栄養食事療法の考え方，栄養基準，栄養食事療法の進め方，食事計画（献立）の立て方，栄養教育
食事計画：献立例	1日のモデル献立（1〜7日） 組み合わせて使用する料理例（単品メニュー） 主食，汁，主菜（魚，肉，大豆，卵・乳類），副菜（緑黄色野菜，淡色野菜，海藻・きのこ，いも類），デザート・間食

モデル献立と単品メニューの活用

　本シリーズの最大の特徴は，1日のモデル献立の主菜や副菜がそのほかの料理と自由に交換ができるように考えて，主食，汁，主菜，副菜，デザート・間食に分けた単品メニューを掲載してあることです。1日のモデル献立写真の見開きページに，その献立のポイントとともに組合せ献立例を *variation* としてあげました。嗜好，家族構成(環境)，地域性などのライフスタイルに合わせて変更・調整してください。さらに，それら組合せ料理例のレシピと料理写真のページには，栄養食事療法実践に必要な調理のポイントやさまざまな食品の特徴などについてのワンポイントアドバイスを1品ずつに掲載しています。これらをヒントに，入れ替えや組み合わせによりメニューの幅がぐっと広がることを期待しています。　（*variation* については，本シリーズに掲載していない料理などもあります。）

　なお，索引ページに各巻のすべての献立名を掲載しました。献立名での検索に役立ててください。

栄養バランスの確認

　1日のモデル献立では，糖尿病，腎臓病については栄養食事療法で用いられている食品交換表での単位数を掲載しました。そのほかの疾患では，栄養バランスが一目でわかるように「食事バランスガイド」で用いられているコマを掲載して，1日分の献立の栄養バランスを示しました。たんぱく質や脂質の制限がある疾患では，コマバランスが悪い日もあると思いますが，逆に，これはその疾患の栄養食事療法のポイントと考えてください。

全巻セット付録：
栄養計算 CD-ROM

　献立の栄養量は，栄養計算ソフト「エクセル栄養君ver4.5」（建帛社発行）を用いて計算し，10冊の全献立を1枚のCD-ROMに収め，全巻セットに組み入れました。「エクセル栄養君ver4.5」を事前に準備すれば，セット付録のCD-ROMを「エクセル栄養君」にアドインして，栄養量の再調整が可能となります。このテクニックを利用して，管理栄養士・栄養士養成施設に学ぶ方々は，各疾患の栄養食事療法についての考え方と疾患の理解，食事計画のスキルアップをするための学習教材として活用してください。また，ご家庭においては，季節の食品やその日の食材に自由に置き換え，栄養量の確認ができます。献立のバリエーションを増やす一助としてください。（詳しい使い方は，CD-ROMに添付してある資料を参照してください。）
＊CD-ROMは，全巻セット販売にのみ付いています。CD-ROMのみの別売はございません。

献立・料理の栄養計算，PFC比，食事バランスガイドの算出方法について

1. 献立・料理の栄養計算は，五訂増補日本食品標準成分表（以下五訂増補食品成分表）に基づき，建帛社「エクセル栄養君Ver4.5」で栄養計算をしている（小数点以下の四捨五入により「1日の栄養量」の合計値が朝・昼・夕・間食の合計値に一致しない場合がある）。この成分表に収載されていない食品は代替食品を使用するか，公表されている参考値をエクセル栄養君Ver4.5にユーザー登録して栄養計算を行った（ユーザー登録をして栄養計算をしている食品は，10巻セット付録のCD-ROM内のユーザー食品登録ファイル参照）。これらの成分値は，五訂増補食品成分表に収載されている栄養素のすべてが収載されていないので，栄養計算時には登録されていない栄養素は「0」として計算されている。

2. 献立例のPFC比（エネルギー％）の計算は次の式によって計算している。
　P比（エネルギー％）＝たんぱく質（g）×4（kcal）／総エネルギー（kcal）×100
　F比（エネルギー％）＝脂質（g）×9（kcal）／総エネルギー（kcal）×100
　C比（エネルギー％）＝100－（Pエネルギー％＋Fエネルギー％）

3. 食事バランスガイドの「つ（SV）」は次の値によって計算（少数第1位を四捨五入）している。
　主食＝ごはん，パン，めん類等の炭水化物40gを1つ（SV）　副菜＝野菜，きのこ，いも，海藻，種実の合計重量70gを1つ（SV），野菜ジュースは140gを1つ（SV）　主菜＝肉，魚，卵，大豆等のたんぱく質6gを1つ（SV）　牛乳・乳製品＝牛乳・乳製品のカルシウム100mgを1つ（SV）　果物＝果物の重量100gを1つ（SV），果汁100％ジュースは200gを1つ（SV）

目　次

「栄養食事療法シリーズ」の構成と特徴 …………………………………………5

脂質異常症　11

脂質異常症の医学 …………………………………………………………12

Ⅰ.脂質異常症の概要 …………………………………………………12
　①脂質異常症とはどんな病気か …………………………………12
　②コレステロールとは ……………………………………………12
　③コレステロールの代謝 …………………………………………12
　④トリグリセリド（TG）とは ……………………………………13
　⑤リポたんぱくとは ………………………………………………14

Ⅱ.脂質異常症の検査と診断 …………………………………………18
　①脂質異常症の検査 ………………………………………………18
　②脂質異常症の分類 ………………………………………………19
　③脂質異常症の症状と診断 ………………………………………21

Ⅲ.脂質異常症の治療 …………………………………………………22
　①治療目標値 ………………………………………………………22
　②栄養食事療法 ……………………………………………………23
　③運動療法 …………………………………………………………23
　④薬剤療法 …………………………………………………………23
　⑤LDLアフェレーシス ……………………………………………24

栄養食事療法 ………………………………………………………………25

Ⅰ.栄養食事療法の考え方 ……………………………………………25
　①適正なエネルギー量 ……………………………………………25
　②栄養素のバランスを整える ……………………………………25

Ⅱ.栄養基準（栄養補給）………………………………………………26

Ⅲ.栄養食事療法の進め方 ……………………………………………27
　①基本的な考え方 …………………………………………………27
　②動脈硬化性疾患予防ガイドラインによる進め方 ……………27

Ⅳ.食事計画（献立）の立て方 ………………………………………30
　①献立の立て方 ……………………………………………………30
　②献立作成のポイント ……………………………………………32

Ⅴ.栄養教育 ……………………………………………………………32
　①栄養食事指導 ……………………………………………………32
　②運動療法 …………………………………………………………35

食事計画｜献立例：6日分 ... 36

献立例1（1,600 kcal）（第1段階） ... 36
献立例2（1,600 kcal）（第1段階） ... 40
献立例3（1,600 kcal）（第1段階） ... 44
献立例4（1,600 kcal）（高LDL-C血症） ... 48
献立例5（1,600 kcal）（高LDL-C血症） ... 52
献立例6（1,600 kcal）（高TGが持続する場合） ... 56

組合せ料理例 ... 60

主食 ... 60
主菜 ... 64
副菜 ... 68
汁 ... 76
デザート・間食 ... 76

胆嚢疾患（胆石，胆嚢炎） 77

胆嚢疾患の医学 ... 78

Ⅰ.胆嚢疾患の概要 ... 78
　①胆　石 ... 78
　②胆嚢炎 ... 80

Ⅱ.胆嚢疾患の検査と診断 ... 80
　①胆　石 ... 80
　②胆嚢炎 ... 81

Ⅲ.胆嚢疾患の治療 ... 81
　①胆　石 ... 81
　②胆嚢炎 ... 82

栄養食事療法 ... 83

Ⅰ.栄養食事療法の考え方 ... 83
　①規則正しい食生活 ... 83
　②栄養バランスを整える ... 83

Ⅱ.栄養基準（栄養補給） ... 84

Ⅲ.栄養食事療法の進め方 ... 85
　①胆石症 ... 85
　②胆嚢炎 ... 85

Ⅳ.食事計画（献立）の立て方 ... 86
　①食品の選び方 ... 86
　②調理法 ... 87

Ⅴ.栄養教育 ... 87

食事計画｜献立例：3日分 ……… 88

献立例 1（2,000 kcal）（再発予防期） ……… 88
献立例 2（1,800 kcal）（回復期Ⅱ） ……… 92
献立例 3（1,800 kcal）（回復期Ⅱ） ……… 96

組合せ料理例 ……… 100

主食 ……… 100
汁 ……… 102
主菜 ……… 103
副菜 ……… 106
デザート・間食 ……… 108

膵臓疾患（急性膵炎，慢性膵炎） 109

膵臓疾患の医学 ……… 110

Ⅰ. 膵臓疾患の概要 ……… 110
　①膵臓の形態と機能 ……… 110
　②急性膵炎 ……… 110
　③慢性膵炎 ……… 111
　④膵がん ……… 112

Ⅱ. 膵臓疾患の検査と診断 ……… 112
　①急性膵炎 ……… 112
　②慢性膵炎 ……… 112
　③膵がん ……… 113

Ⅲ. 膵臓疾患の治療 ……… 113
　①急性膵炎 ……… 113
　②慢性膵炎 ……… 114
　③膵がん ……… 114

栄養食事療法 ……… 115

Ⅰ. 栄養食事療法の考え方 ……… 115
　①急性膵炎 ……… 115
　②慢性膵炎 ……… 115

Ⅱ. 栄養基準（栄養補給） ……… 115
　①急性膵炎 ……… 115
　②慢性膵炎 ……… 116

Ⅲ. 栄養食事療法の進め方 ……… 116
　①急性膵炎 ……… 116
　②慢性膵炎 ……… 118

Ⅳ. 食事計画（献立）の立て方 ……… 118
　①急性膵炎 ……… 118

②慢性膵炎 ……………………………………………………………………………… 118
Ⅴ.栄養教育 …………………………………………………………………………………… 119
　　①急性膵炎 ……………………………………………………………………………… 119
　　②慢性膵炎 ……………………………………………………………………………… 119

食事計画｜献立例：2日分 …………………………………………………… 120

献立例1（1,800kcal）（急性膵炎安定期Ⅱ）……………………………………………… 120
献立例2（1,800kcal）（慢性膵炎回復期）………………………………………………… 124

組合せ料理例 …………………………………………………………………… 128

主食 ……………………………………………………………………………………… 128
主菜 ……………………………………………………………………………………… 129
副菜 ……………………………………………………………………………………… 130
汁 ………………………………………………………………………………………… 131
デザート・間食 ………………………………………………………………………… 131

料理さくいん …………………………………………………………………………… 132

脂質異常症

脂質異常症の医学 ……… 12
医師：田中　明（女子栄養大学）

栄養食事療法 ……… 25
管理栄養士：宮本佳代子（自治医科大学附属病院）

食事計画｜献立例 ……… 36
管理栄養士：椎名美知子（自治医科大学附属病院）
　　　　　　村越美穂（自治医科大学附属病院）

組合せ料理例 ……… 60
管理栄養士：椎名美知子（自治医科大学附属病院）
　　　　　　村越美穂（自治医科大学附属病院）

脂質異常症の医学

Ⅰ. 脂質異常症の概要

❶ 脂質異常症とはどんな病気か

これまで，動脈硬化の原因となるコレステロールや，トリグリセリド（中性脂肪）が血液中に増加している状態を高脂血症と呼んでいました。しかし，コレステロールには，低比重リポたんぱく（LDL）コレステロールと，高比重リポたんぱく（HDL）コレステロールがあり，LDLコレステロール（LDL-C）増加と，HDLコレステロール（HDL-C）低下が，動脈硬化の原因になることが明らかになりました。HDL-C低下を高脂血症と呼ぶのは不自然なので，LDL-Cおよびトリグリセリド増加にHDL-C低下を含めて，脂質異常症と呼ぶことになりました。

❷ コレステロールとは

ヒトの体内でコレステロールは大切な働きをしています。第1にコレステロールはヒトの体を構成する細胞膜の材料[*1]になります。第2にコレステロールは性ホルモンや副腎皮質ホルモンの原料になります[*2]。第3にコレステロールは胆汁酸の原料になります。肝臓でコレステロールから合成された胆汁酸は，胆管，胆囊を経て小腸に分泌され脂肪の消化を助けます。このように，コレステロールはヒトの体に不可欠な存在です。

しかし，コレステロールの増加は冠動脈疾患（心筋梗塞，狭心症），脳梗塞などの動脈硬化性疾患や胆石症を引き起こします。

*1 ヒトの細胞膜はリン脂質の二重層だが，そこにコレステロールが入ることにより細胞膜がしっかりしたものになる。

*2 コレステロールから男性ホルモン，女性ホルモン，副腎皮質ステロイドホルモンが合成される。

❸ コレステロールの代謝 （図1）

コレステロールは多くの細胞で合成されますが，主に肝臓で合成（約400 mg/日）されます。食事で摂取されたコレステロールも小腸壁から吸収されて，カイロミクロンというリポたんぱくにより肝臓に運ばれ，肝臓にプールされます。

肝臓のコレステロールは超低比重リポたんぱく（VLDL），さらにLDLにより体内の末梢組織に運ばれ細胞膜の材料，副腎皮質ではホルモンの合成に利用されます。しかし，余ったコレステロールは，動脈壁内のマクロファージ（食細胞）に取り込まれ蓄積し動脈硬化巣を形成します。一方，HDLは，末梢組織のコレステロールを回収して肝臓に逆転送します。したがって，末梢組織（動脈壁など）のコレステロール量は，肝臓から末梢組織に向かうLDL中のコレステロール量と末梢組織から肝臓に向かうHDL中のコレステロール量のバランスで決まります（図2）。

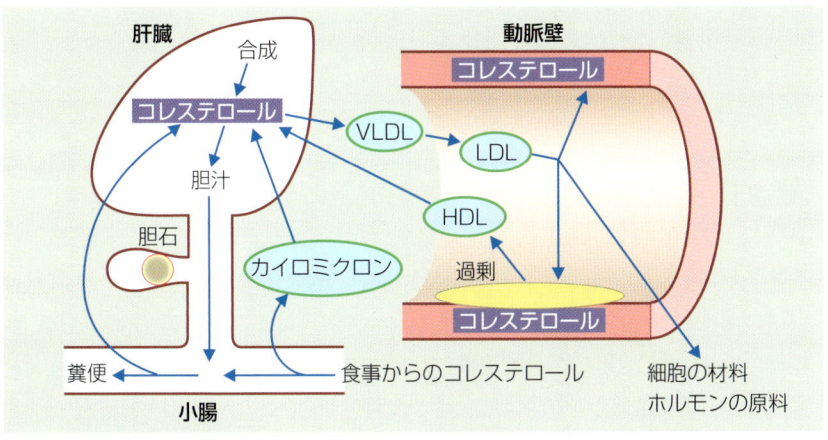

図1 コレステロール代謝

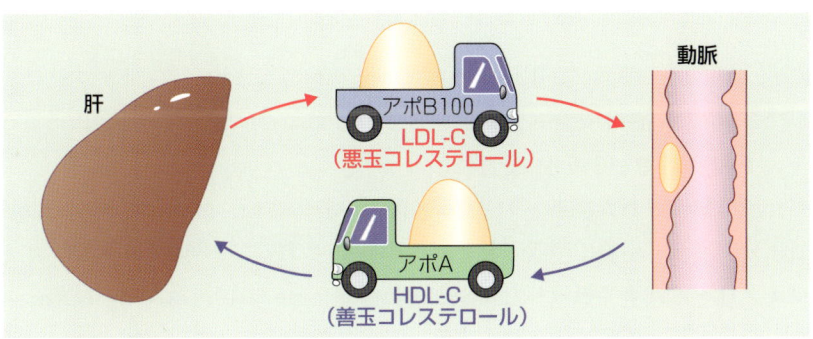

図2 動脈壁のコレステロール蓄積量はLDLの運ぶコレステロール量とHDLの運ぶコレステロール量のバランスで決まる。

　LDL-Cは，増加すると動脈壁のコレステロール量が増加するので悪玉コレステロール，HDL-Cは，増加すると動脈壁のコレステロール量が減少するので善玉コレステロールとも呼ばれています．実際に，LDL-Cの増加およびHDL-Cの低下に従って，心筋梗塞や狭心症の発症が増加することが確認されています．

　一方，肝臓のコレステロールは胆汁酸を合成し，胆汁の構成成分として胆管，胆嚢を経て小腸に分泌されます．胆汁中のコレステロールおよび食事により摂取されたコレステロールの一部は糞便中に排泄され，一部は小腸壁で再吸収され肝臓に戻ります．これをコレステロールの"腸肝循環"といいます．

❹ トリグリセリド（TG）とは

　トリグリセリドは貯蔵されるための脂肪です．炭水化物やたんぱく質は1gあたりのエネルギーは4kcalですが，脂肪1gは9kcalあります．したがって，同じ量で多くのエネルギーを貯蔵できるために，余った炭水化物やたんぱく質は脂肪（TG）に変えて貯蔵します．しかし，TGが過剰になると

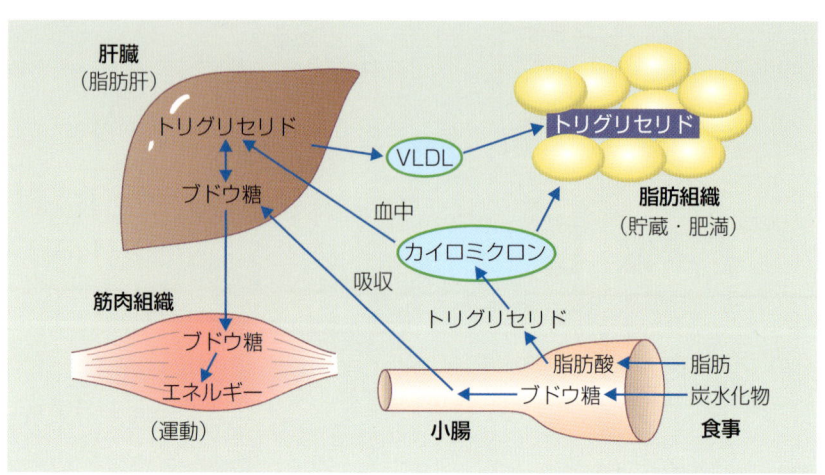

図3　トリグリセリド代謝

膵炎，脂肪肝，肥満，動脈硬化性疾患などを起こします。TGはグリセロールに3個の脂肪酸が結合した構造をしています。

1．トリグリセリドの代謝（図3）

　食事で摂取された脂肪（TG）は腸管内で消化され，グリセロールと脂肪酸に分解され，小腸で吸収された後，小腸壁でTGに再合成されます。カイロミクロンは食事で摂取したTGを脂肪組織などの末梢組織に運ぶ役割を果たした後，肝臓に取り込まれます。

　食事で摂取された炭水化物は腸管内で消化され，ブドウ糖に分解されます。ブドウ糖は小腸で吸収されて門脈を経て肝臓に至ります。肝臓のブドウ糖は筋肉などの末梢組織に運ばれてエネルギー源になります。余ったブドウ糖はTGに変換され，肝臓に蓄積されます。過剰のTGが肝臓に蓄積した状態が脂肪肝です。肝臓のTGは，VLDLにより脂肪組織などの末梢組織に運ばれます。過剰のTGが脂肪組織に蓄積された状態が肥満です。高TG血症と関連する病態としてメタボリックシンドローム[*3]があります。

❺ リポたんぱくとは

　コレステロールやTGは，単独で血液中を移動しているのではなく，たんぱく質とともに1つの粒子を構成して移動します。このたんぱく質と脂質から構成される粒子を「リポたんぱく」といいます。リポたんぱくを構成するたんぱくをアポたんぱく[*4]と呼びます。リポたんぱくを構成する脂質にはコレステロール[*5]，トリグリセリド，リン脂質があります。リポたんぱくの表面は，リン脂質の膜にアポたんぱくや，遊離型コレステロールが挟まった構造をしており，内部は疎水性の強いエステル型コレステロールやTGが存在します。リポたんぱくがこのような構造をしているので，はじめて疎水

*3　2005年4月に日本のメタボリックシンドロームの診断基準が発表された。詳細は，8巻『成人期の疾患と栄養食事療法』の「メタボリックシンドローム」の項を参照。

*4　主なものにアポA-I，アポA-II，アポB48，アポB100，アポC-II，アポC-III，アポEがある。アポたんぱくはリポたんぱくの代謝に重要な働きをしている。

*5　コレステロールには，脂肪酸の結合したエステル型コレステロールと，脂肪酸の結合していない遊離型コレステロールがある。

性の強いエステル型コレステロールやTGが血液中に存在できるのです。

1. リポたんぱくの種類と代謝（図4・図5）

　構成する脂質の量やアポたんぱくの種類により，リポたんぱくは5種類に分類されます。5種類のリポたんぱくは，比重の違いにより超遠心法で，荷電の違いにより電気泳動法で，粒子の大きさによりカラム法で分けられます。

　1 カイロミクロンとは：一番大きくて，一番比重の小さいリポたんぱくがカイロミクロンです。カイロミクロンは85％がTGから構成されており，TGの非常にリッチなリポたんぱくです。したがって，カイロミクロンが増加すると血中TG値は800 mg/d*l* 以上の著明高値を示します。アポたんぱくはA，B48，C，Eをもちます。カイロミクロンは電気泳動法でもカイロミクロンと呼びます。カイロミクロンは食事で摂取した脂質を末梢組織や肝臓に運ぶ役割をしています。

　カイロミクロンは脂質を原料として小腸壁で合成され，リンパ管を経て血中に出てきます。カイロミクロンは血管表面にあるリポたんぱくリパーゼ（LPL）により多量に含まれるTGが分解されて小粒子化し，カイロミクロンレムナントになります。TGは分解されてグリセロールと脂肪酸になり，末梢組織に取り込まれます。カイロミクロンのアポC-ⅡはLPLを活性化します。遺伝性にLPLやアポC-Ⅱを欠損する場合は，カイロミクロンを代謝できず，高カイロミクロン血症[*6]となります。

　2 超低比重リポたんぱく（VLDL）とは：2番目に大きくて，2番目に比重の小さいリポたんぱくがVLDLです。TGがリッチで55％を占めます。したがって，このリポたんぱくが増加すると血中TG値は150〜500 mg/d*l*

[*6] 糖尿病ではインスリンの作用不足のためにLPL活性が低下して，高カイロミクロン血症になる。また，甲状腺機能低下症，女性ホルモン（経口避妊薬）服用時ではLPL活性が低下して高カイロミクロン血症となる。

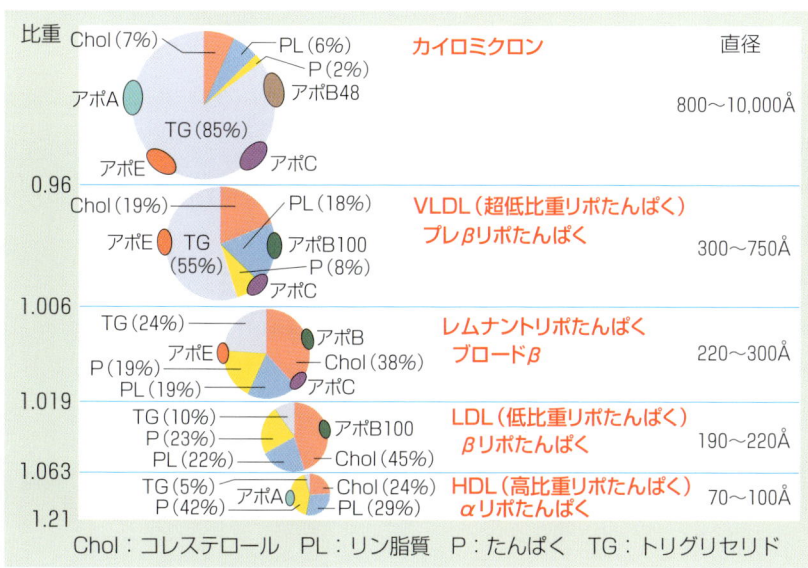

図4　リポたんぱくの種類と組成

の高値となります。アポたんぱくは B100, C, E をもちます。VLDL は肝臓で合成された TG を末梢組織に運ぶ役割をしています。VLDL は電気泳動法ではプレ β リポたんぱくと呼ばれます。

　VLDL は肝臓で合成された脂質を原料として肝臓で生成され，血中に分泌されます。カイロミクロンと同様に，血管表面にある LPL により多量に含まれる TG が分解されて小粒子化し，VLDL レムナントになります。TG は分解してグリセロールと脂肪酸になり末梢組織に取り込まれます。VLDL のアポ C-II は LPL を活性化します[*7]。アルコールを多量に摂取すると肝臓での VLDL 合成が増加します。

3 レムナントリポたんぱくとは：3 番目に大きくて，3 番目に比重の小さいリポたんぱくがレムナントリポたんぱく（レムナント）です。レムナント[*8]はコレステロールと TG をほぼ同量含んでおり，レムナントが増加すると血中 TG 値は 150〜500 mg/dl，血中コレステロール値は 220〜400 mg/dl 程度と両者とも高値を示します。アポたんぱくは B, C, E をもちますが，特に，アポ E リッチが特徴です。電気泳動法では幅広いブロード β バンドを認めるのが特徴です。レムナントは LDL と同様に，増加すると動脈壁のマクロファージに容易に取り込まれて蓄積し，動脈硬化巣を形成することから恐玉コレステロールと呼ばれます。

　レムナントは，カイロミクロン由来のカイロミクロンレムナントと，VLDL 由来の VLDL レムナントの 2 種類があります。レムナントは代謝が速いため，正常空腹時の血中ではほとんど認められません。

4 低比重リポたんぱく（LDL）とは：2 番目に小さくて，2 番目に比重

*7 糖尿病ではインスリンの作用不足のため LPL 活性が低下し，高 VLDL 血症になる。また，甲状腺機能低下症，女性ホルモン（経口避妊薬）服用時には LPL 活性が低下して高 VLDL 血症になる。

*8 レムナントとは代謝された「残り物」という意味である。

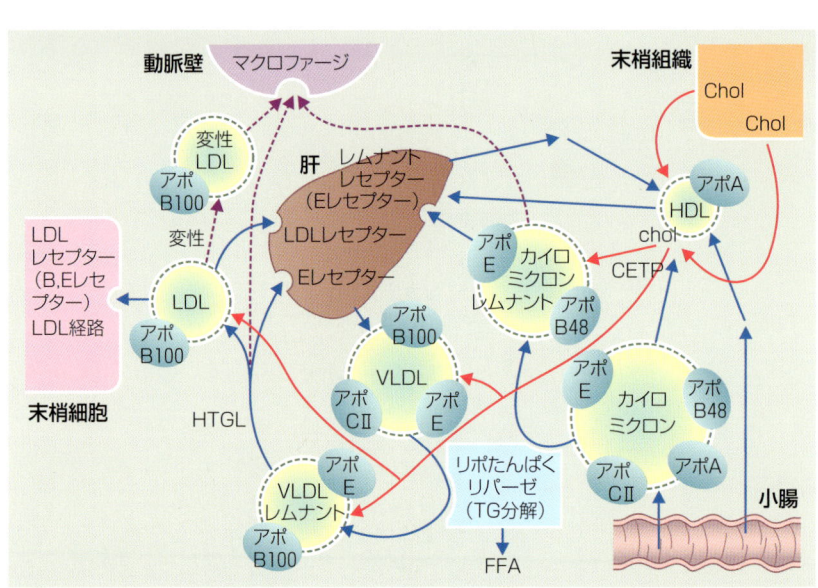

図5　リポたんぱくの代謝

の大きいリポたんぱくがLDLです。LDLはコレステロールの含有が最も多く，LDLが増加すると血中コレステロール値は220〜1,000 mg/dlの高値となります。アポたんぱくはB100のみです。電気泳動法ではβリポたんぱくと呼ばれます。LDLは増加すると酸化変性を受け，動脈壁のマクロファージに容易に取り込まれて蓄積し，動脈硬化巣を形成することから，LDLコレステロール（LDL-C）は悪玉コレステロールといわれています。最近，LDLの中でも小粒子で，比重が大きいLDL中のコレステロール増加[*9]は特に，動脈硬化リスクが高いことが分かり，超悪玉コレステロールといわれています。

[*9] small, dense LDLコレステロールという。

　LDLは肝臓の類洞内でVLDLレムナントから転換され，流血中に出てきます。また，LDLは末梢細胞の表面にあるLDL受容体[*10]を介して取り込まれます。この代謝経路をLDL経路といいます。LDLは肝臓から末梢組織にコレステロールを運ぶ役割をしています。

[*10] LDL受容体はLDLのアポB100を認めて結合する。

　5 高比重リポたんぱく（HDL）とは：1番小さくて，1番比重の大きいリポたんぱくがHDLです。アポたんぱくの含有が多く，その90%以上がアポAです。したがって，HDLが増加すると血中アポAが高値となります。HDLは動脈壁などの末梢組織から肝臓にコレステロールを逆転送することから，動脈硬化抑制に働き，HDLコレステロール（HDL-C）は善玉コレステロールと呼ばれています。HDLは電気泳動法ではαリポたんぱくといいます。

　HDLは肝臓や小腸で，そしてカイロミクロンがLPLにより代謝される際に生成されます。生成されたばかりのHDLは，リン脂質の二重膜からなる円盤状をしており，成熟するに従って球状になります（図6）。カイロミクロンの内部にあるTGがLPLにより分解されて減少すると周囲のリン脂質

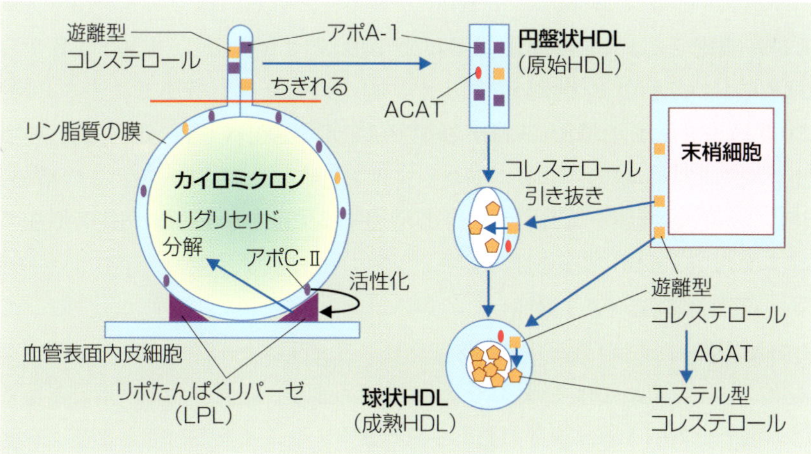

図6　HDLの生成とコレステロール引き抜きメカニズム

脂質異常症の医学

からなる膜にしわができます。しわはちぎれて、リン脂質の二重膜からなる円盤状の原始HDLができます。リン脂質の膜の間にはアポA-I、遊離型コレステロールが挟まっています。HDLは動脈壁などの末梢細胞から遊離型コレステロールを引き抜きます。HDLのリン脂質の膜の間に入った遊離型コレステロールはアシルコレステロールトランスフェラーゼ（ACAT）によりエステル型コレステロールに変換されます。エステル型コレステロールは疎水性が強いため周囲の血液から遠ざかろうとしてリン脂質二重膜の間に潜り込みます。これを繰り返すことにより、リン脂質二重膜の間のエステル型コレステロール量が増加してHDLは球状になっていき、成熟型HDLとなります。アポA-IはACATの活性を増加させます。コレステロールを多量に取り込んだHDLは肝臓に取り込まれ[*11]、結局、HDLは末梢組織から肝臓にコレステロールを逆転送することになります。

*11 これとは別に、HDLのコレステロールはコレステロール転送たんぱく（CETP）によりVLDL、VLDLレムナント、LDLに転送されてから肝臓に取り込まれる経路もある。

Ⅱ. 脂質異常症の検査と診断

❶ 脂質異常症の検査

日常臨床では血中脂質値の測定、血中アポたんぱく値の測定、電気泳動法などが用いられます。また、血清の浮置試験も診断に有用です。

1．血中脂質値

総コレステロール、TG、LDLコレステロール、HDLコレステロール値の測定が可能です。また、血中レムナント値はRLP法によりRLPコレステロール値として測定されます。

2．血中アポたんぱく値

アポA-I、アポA-Ⅱ、アポB48、アポB、アポC-Ⅱ、アポC-Ⅲ、アポE値が測定できます。アポBはB48とB100の2種類あり、B100はBからB48を引いた値として求められます。カイロミクロン増加ではアポB48、C-Ⅱ、C-Ⅲ、Eの増加、VLDL増加ではアポB100、C-Ⅱ、C-Ⅲ、Eの増加、レムナント増加ではアポB48、アポB100、C-Ⅱ、C-Ⅲ、Eの増加、特にアポEの増加が特徴です。LDL増加ではアポB100増加、HDL増加ではアポA-I、A-Ⅱ増加を認めます。

3．電気泳動法（表1参照）

泳動距離の小さい方からカイロミクロン、βリポたんぱく、プレβリポたんぱく、αリポたんぱくの順にバンドを認めます。それぞれのリポたんぱくの増加では対応するバンドの濃染を認めます。レムナントはβおよびプレβバンドの中間に泳動され、βからプレβにかけて幅広いブロードβバンドを

認めます。

4．浮置試験（表1参照）

血清を一晩冷蔵状態に置いた後観察します。VLDLやレムナントが増加する場合は血清が白濁します。カイロミクロンが増加する場合は血清の上層にクリーム層を認めます。LDLの増加する場合は混濁がなく透明で正常と区別がつきません。

❷ 脂質異常症の分類

1．脂質異常症の表現型による分類（表1）

増加するリポたんぱくの種類による分類で，WHO分類[*12]ともいいます。

Ⅰ型はカイロミクロンのみが増加する型です。血中TG値が800 mg/dl以上の著明な高値を認めます。電気泳動法でカイロミクロンのバンドの濃染を認めます。浮置試験では血清上層にクリーム層を認めます。

Ⅱa型はLDLのみ増加する型です。血中コレステロールが220～1,000 mg/dlの高値を認めます。電気泳動法でβ位のバンドの濃染を認めます。浮置試験では血清は透明です。

Ⅱb型はLDLとVLDLの両者が増加する型です。血中TGは150～500 mg/dl，血中コレステロールは220～1,000 mg/dl程度の高値を認めます。電気泳動法でβ位とプレβ位のバンドの濃染を認めます。浮置試験では血清の白濁を認めます。

Ⅲ型はレムナントの増加する型です。血中TGは150～500 mg/dl，血中コレステロールは220～400 mg/dl程度の高値を認めます。電気泳動法では，β位からプレβ位の幅広いブロードβバンドを認めます。浮置試験では血清の白濁を認めます。

Ⅳ型はVLDLのみの増加する型です。血中TGは150～500 mg/dl程度の高値を認めます。電気泳動法ではプレβ位のバンドの濃染を認めます。浮置試験では血清の白濁を認めます。

Ⅴ型はカイロミクロンとVLDLの両者が増加する型です。血中TGは

[*12] WHO分類はHDL低下が入っていない欠点がある。HDLは血中TG高値の場合に低下するのでⅡa型を除くすべての型でHDLは低下する。

表1　脂質異常症WHO分類の診断

	増加するリポたんぱく	浮置試験	電気泳動法濃染バンド	血清脂質
Ⅰ型	カイロミクロン		カイロミクロン	800mg/dl≦トリグリセリド
Ⅱa型	LDL		β	220mg/dl≦コレステロール
Ⅱb型	LDL, VLDL		β　プレβ	220mg/dl≦コレステロール 150mg/dl≦トリグリセリド
Ⅲ型	レムナント		ブロードβ	220mg/dl≦コレステロール 150mg/dl≦トリグリセリド
Ⅳ型	VLDL		プレβ	150mg/dl≦トリグリセリド
Ⅴ型	VLDL, カイロミクロン		カイロミクロン　プレβ	800mg/dl≦トリグリセリド

800 mg/d*l* 以上の著明高値を認めます。電気泳動法ではカイロミクロンとプレβ位のバンドの濃染を認めます。通常，高コレステロール血症も認めます。浮置試験では血清の白濁と上層のクリーム層を認めます。

2．脂質異常症の原因による分類

1 原発性脂質異常症とは

体質や遺伝により発症し，原因となる他の疾患がない脂質異常症です。

a．原発性高カイロミクロン血症（図5，図6）：家族性リポたんぱくリパーゼ（LPL）欠損症[*13]と，アポたんぱくC-Ⅱ欠損症[*14]と，その他の原発性高カイロミクロン血症[*15]があります。

b．原発性高コレステロール血症：家族性高コレステロール血症（図5）は，LDLを取り込むLDL受容体の欠損あるいは異常により，LDL経路によるLDL代謝が障害されて高LDL-C血症を生じる遺伝性疾患です。常染色体優性遺伝で，LDL受容体の遺伝子が2個とも異常な場合をホモ接合体，1個が異常な場合をヘテロ接合体といいます。ホモ接合体の発症頻度は100万人に1人と稀ですが，ヘテロ接合体は500人に1人と高頻度です。ホモ接合体は1,000 mg/d*l*，ヘテロ接合体は500 mg/d*l*の著明な高コレステロール血症となり，40歳以下の若年で心筋梗塞などの動脈硬化性疾患を高頻度に起こす重要な疾患です。腱や皮膚にコレステロールが蓄積する黄色腫を認めます。

　家族性複合型高脂血症は，高LDL血症あるいは高VLDL血症，あるいは，この両方を認める人が家族内に集積する遺伝性疾患です。したがって，高コレステロール血症，高TG血症，あるいは両者の合併を認めます。発症頻度は1％と高頻度で，心筋梗塞，狭心症などの冠動脈疾患の原因として重要です。

c．家族性Ⅲ型高脂血症：高レムナント血症を示す遺伝性疾患です。アポE2をもつために（正常はE3）肝臓のレムナント受容体に認識されず，レムナント取り込みが障害され，高レムナント血症になります。レムナントコレステロールの増加は動脈硬化の危険因子となります。

d．内因性高トリグリセリド血症：家族性Ⅳ型高脂血症[*16]と特発性高TG血症[*17]があります。

e．原発性高HDLコレステロール血症：エステル型コレステロール転送たんぱく（CETP）が欠損する遺伝性疾患です。CETPはHDLが末梢組織から抜き取ったコレステロールをVLDL，レムナント，LDLに転送するたんぱくです（図5）。CETPが欠損するとコレステロールはHDLに留まり高HDL-C血症となります。

2 2次性脂質異常症とは

原因となる疾患や薬剤により続発性に発症する脂質異常症です。2次性高

[*13] カイロミクロンに豊富に含まれるTGを分解するリポたんぱくリパーゼ（LPL）が欠損するために，カイロミクロンの代謝が障害され，高カイロミクロン血症となる遺伝性疾患。

[*14] リポたんぱくリパーゼ（LPL）を活性化するアポC-Ⅱを欠損するために高カイロミクロン血症となる遺伝性疾患。

[*15] 原因不明だが，カイロミクロンの増加する高脂血症。

[*16] VLDLの増加を示す人が家族内に集積する遺伝性疾患。アルコール多飲，糖尿病悪化によりカイロミクロンが増加することがある。

[*17] 原因不明の高TG血症。

LDLコレステロール血症の主な原因は，甲状腺機能低下症，ネフローゼ症候群，糖尿病，閉塞性黄疸，原発性胆汁性肝硬変，クッシング症候群と薬剤（グルココルチコイド，経口避妊薬など）などです。2次性高TG血症の主な原因は，飲酒，肥満，糖尿病，クッシング症候群と薬剤（エストロゲン，サイアザイド，グルココルチコイド）などです。

❸ 脂質異常症の症状と診断

1．脂質異常症の症状

脂質異常症はほとんど症状がありません。800 mg/dl以上の高TG血症では急性膵炎を発症することがあります。家族性高コレステロール血症や家族性III型高脂血症では腱や皮膚に黄色腫[*18]を認めます。

2．脂質異常症の診断基準

早朝空腹時に採血して，LDLコレステロール140 mg/dl以上，トリグリセリド150 mg/dl以上，HDLコレステロール40 mg/dl未満を異常とします（表2）。

*18 黄色腫の種類

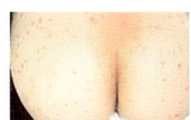

発疹性黄色腫（臀部）

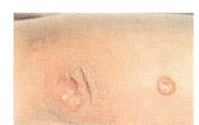

精節性黄色腫（ひじ）

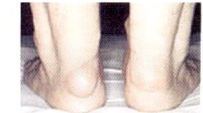

腱黄色腫

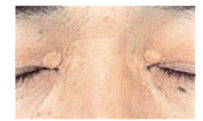

眼瞼黄色腫

表2　脂質異常症の診断基準

◆脂質異常症の診断基準（血清脂質値：空腹時採血）		
高LDLコレステロール血症	LDLコレステロール	≧140 mg/dl
低HDLコレステロール血症	HDLコレステロール	<40 mg/dl
高トリグリセリド血症	トリグリセリド	≧150 mg/dl

（日本動脈硬化学会　動脈硬化性疾患予防ガイドライン，2007年）

コレステロールはすべてのリポたんぱくに含まれており，総コレステロール値とは，これらリポたんぱく中のコレステロール値の総和を示します。最もコレステロールの多いのはLDLで，カイロミクロン，VLDL，レムナントは微量です。動脈硬化の危険因子となるのはLDL（悪玉）コレステロールとレムナント（恐玉）コレステロールです。動脈硬化抑制に働くのはHDL（善玉）コレステロールです。

総コレステロールが高値でもLDL-Cは正常で，HDL-Cの高値による場合があり，逆に，総コレステロールが正常でもLDL-Cが高値である場合もあり，脂質異常症のリスクは総コレステロール値で判断できません。直接LDL-C，HDL-C，レムナントコレステロール値を測定して判断することが必要です。このような考えから，日本動脈硬化学会から発表された脂質異常症の診断基準は総コレストロールが除かれています（表2）。

血中TGが400 mg/dl未満の場合には，

$$\text{LDL-C} = 総コレステロール - \text{HDL-C} - \text{TG}/5$$

というFriedewaldの式が成り立ちます。

Ⅲ. 脂質異常症の治療

❶ 治療目標値

　動脈硬化リスク別の治療目標値を示した動脈硬化性疾患予防ガイドラインが日本動脈硬化学会から発表されています（表3）。冠動脈疾患（確定された心筋梗塞，狭心症）の有無と，LDL-C以外の主要冠動脈疾患危険因子をいくつもつかによって，動脈硬化リスク状態を区分して目標値を設定しています。

　加齢（男性45歳以上，女性55歳以上），高血圧，糖尿病（耐糖能異常を含む），喫煙，冠動脈疾患の家族歴，低HDL-C血症（< 40 mg/dl）が主要冠動脈疾患危険因子とされています。

　1次予防のⅠ（低リスク群）は，冠動脈疾患合併がなく，危険因子がない場合。Ⅱ（中リスク群），Ⅲ（高リスク群）は，冠動脈疾患合併がなく，危険因子がそれぞれ1〜2個，3個以上ある場合。2次予防は，冠動脈疾患合併がすでにある場合です。それぞれの区分により，目標のLDL-C値が示されており，リスクの大きいほど目標値が低く決められています。なお，脳梗塞，閉塞性動脈硬化症および糖尿病の合併はⅢ（高リスク群）扱いとなっています。HDL-C値，TG値についてはリスク区分によらず40 mg/dl以上，150 mg/dl未満とされています。

表3　リスク別脂質管理目標値

治療方針の原則	カテゴリー	LDL-C以外の主要危険因子*	脂質管理目標値（mg/dL）		
			LDL-C	HDL-C	TG
1次予防 まず生活習慣の改善を行った後，薬物治療の適応を考慮する	Ⅰ（低リスク群）	0	<160	≧40	<150
	Ⅱ（中リスク群）	1〜2	<140		
	Ⅲ（高リスク群）	3以上	<120		
2次予防 生活習慣の改善とともに薬物治療を考慮する	冠動脈疾患の既往		<100		

脂質管理と同時に他の危険因子（喫煙，高血圧や糖尿病の治療など）を是正する必要がある。
＊LDL-C値以外の主要危険因子　加齢（男性≧45歳，女性≧55歳），高血圧，糖尿病（耐糖能異常を含む），喫煙，冠動脈疾患の家族歴，低HDL-C血症（< 40 mg/dL）
・糖尿病，脳梗塞，閉塞性動脈硬化症の合併はカテゴリーⅢとする。

日本動脈硬化学会：動脈硬化性疾患予防ガイドライン2007年版

❷ 栄養食事療法

　日本動脈硬化学会から2段階からなる栄養食事療法の基本が示されています。第1段階は適正な総摂取エネルギー量，栄養素の適正なバランス，適正なコレステロール摂取量が示されており，すべての脂質異常症が対象になります。第1段階で目標値を達成できない場合は第2段階へ進みます。第2段階は脂質異常症の型別に，高LDL-C血症が持続する場合，高TG血症が持続する場合，高LDL-C血症と高TG血症がともに持続する場合，高カイロミクロン血症の場合が示されています。

❸ 運動療法

　脂質異常症治療に運動療法は有用です。高TG血症，低HDL-C血症には特に効果的です。具体的には軽い有酸素運動（速歩，ジョギング，水泳，サイクリングなど）を1回30分以上，毎日続けることが有用です。軽い運動とは1分間の心拍数が138－年齢/2になる程度，楽だがややきついと感じる程度です。

❹ 薬剤治療

　栄養食事療法・運動療法で目標値を達成しない場合に薬剤治療を開始しますが，高TG血症や低HDL-C血症では栄養食事療法・運動療法が有効なので，薬剤療法を開始する前に栄養食事療法・運動療法を徹底することが重要です。また，重症の家族性高コレステロール血症を除いて，小児や若年女性の薬剤療法は控えます。

1．薬剤の種類

　薬剤の種類は多数ありますが，高LDL-C血症にはスタチン，高TG血症にはフィブラート系が多く使用されています。

　❶スタチン：コレステロール合成抑制剤で，特に，LDL-C低下作用が強力です。わが国では，プラバスタチン，シンバスタチン，フルバスタチン，アトルバスタチン，ピタバスタチン，ロスバスタチンが使用されています。副作用としては，横紋筋融解症[*19]，筋肉痛，肝機能障害，消化器症状があります。

　❷フィブラート系：フェノフィブラートおよびベザフィブラートが強力なTG低下，HDL-C増加作用を示します。副作用としては，横紋筋融解症，肝機能障害があります。

　❸陰イオン交換樹脂（レジン）：小腸内のコレステロールを吸着して便とともに排泄します。特に，LDL-C低下に有用で，コレスチミド，コレスチラミンがあります。副作用として腹部膨満感などの消化器症状があります。

[*19] 横紋筋融解症は，重症の副作用で筋肉酵素クレアチニンフォスフォキナーゼ（CK）の増加，筋肉痛などの筋肉症状の有無をモニターし，腎機能障害例では使用が控えられる。

また，他の薬剤やビタミンなども吸着し効力を消失させるので，他の薬剤と同時に服用したり，食事前後の服用は避けなければなりません。

④ ニコチン酸誘導体：TG 低下に有用です。ニコモール，ニセリトールが使用され，顔面紅潮や頭痛などの副作用のため高用量服用ができないため，作用は軽度です。

⑤ プロブコール：LDL-C 低下に有効ですが，善玉コレステロールである HDL-C も著明に低下させてしまうため，使用が減っています。

⑥ EPA：ω3 系の脂肪酸であるイコサペンタエン酸エチルで，TG 低下作用があります。

⑦ エゼティミブ：小腸壁におけるコレステロール吸収抑制剤です。スタチンとの併用は高 LDL-C 血症に有効です。

2．脂質異常症型別の薬剤療法の実際

① 高カイロミクロン血症の場合：フィブラート系が使用されますが，有用な薬剤はありません。

② 高 LDL コレステロール血症の場合：スタチンが使用されます。効果が不十分のときは，エゼティミブ，陰イオン交換樹脂，プロブコール，ニコチン酸誘導体，を併用します。

③ 高トリグリセリド血症の場合：フィブラート系，ニコチン酸誘導体，EPA が使用されますが，フィブラート系薬剤が最も強力です。

④ 高 LDL コレステロール血症と高トリグリセリド血症を合併する場合：フィブラート系またはスタチンをまず使用します。目標値が得られない場合は両者を併用[20]します。フィブラート系と陰イオン交換樹脂あるいはエゼティミブの併用，スタチンとニコチン酸誘導体の併用も試みられます。

⑤ 高レムナント血症の場合：フィブラート系が第 1 選択ですが，スタチンも有用です。

⑥ 低 HDL コレステロール血症の場合：高 TG 血症を伴うことが多く，高 TG 血症の場合に準じます。

⑤ LDL アフェレーシス[21]

血液浄化療法の 1 つで，専用の装置を用いて血液を体外に誘導して LDL-C を除去した後再び体内に戻します。家族性高コレステロール血症が適応です。

[20] スタチンとフィブラート系の併用は横紋筋融解症の頻度が高くなるために併用注意，腎機能障害例では併用禁忌になっている。

[21]「アフェレーシス」とは，血液中から不必要な成分を取り除き，浄化した血液を再び戻す治療法をいう。

栄養食事療法

I. 栄養食事療法の考え方

　脂質異常症の栄養食事療法は，標準体重を維持するための適正なエネルギー量の摂取，三大栄養素のバランス，特に脂質や単純糖質摂取の適正化，抗酸化作用をもつビタミンやポリフェノール類，食物繊維の積極的な摂取が中心となっています。また，脂質異常症の人は，糖尿病・高血圧等を合併していることが多く見られ，いわゆるメタボリックシンドロームを意識した栄養介入が必要とされる場合が多くなっています。それぞれの病態は軽度であっても重複することで心疾患の発症リスクを高めるというエビデンスがあり，メタボリックシンドローム治療の重要性は，これらを改善することにあります。早期に生活習慣改善への介入を行い，心疾患の発症予防を図ります。

❶ 適正なエネルギー量

　脂質異常症の発症の要因に内臓脂肪の蓄積があります。脂肪細胞が肥満すると，アディポネクチンというホルモンが減少し，インスリン抵抗性を発症し，これが，高血圧・耐糖能異常・高TG血症を生むとされています。したがって，脂質異常症では内臓脂肪を減らすことが不可欠です。日本動脈硬化学会のガイドラインでは，BMI 22の維持を目標としています。

　適正エネルギー量は，生活活動強度や運動量によっても異なります。運動は内臓脂肪を減らすのに有効です。適度な運動を負荷することを前提に適正体重が維持できるエネルギー量を算出します。

❷ 栄養素のバランスを整える

1．三大栄養素のエネルギー配分

　炭水化物の中でも，砂糖や果実に多い単純糖質やアルコールの過剰摂取は中性脂肪を増加させます。三大栄養素のエネルギー配分を整えることは，脂肪摂取・単糖類の過剰摂取をおさえるためにも重要となってきます。

2．食物繊維を積極的にとる

　食物繊維，その中でも水溶性の食物繊維[*1]は，栄養素の吸収速度を遅延する働きがあります。この働きは，食後の高血糖を予防し，脂質異常症の要因にもなっているインスリンの過剰分泌を抑制することにも有効となります。

3．抗酸化作用のある栄養素を含んだ食品をとる

　多価不飽和脂肪酸は，不安定な構造式のため，酸化されやすく体内で過酸化物を生成し，これが動脈硬化性の疾患を引き起こす可能性があるとされています。このため，多価不飽和脂肪酸を摂取する場合には，過酸化物の生成をおさえる働き，すなわち抗酸化作用のあるビタミンE，ビタミンC，カロ

*1 ペクチン，植物ガム，粘質物等の水溶性食物繊維は，保水性があり，粘性をもち，ゲルを形成する性質をもっている。この性質により，消化管での食物の通過時間を遅らせる働きをもつ。これにより，ブドウ糖の吸収が緩やかになり，食後血糖の急激な上昇を防ぐ。コレステロールの吸収を抑制する働きをもっている。

テノイド，ポリフェノールを一緒にとることが勧められています。

4．飲酒は食事をおいしくする範囲で

　アルコールは中性脂肪を増加させる作用があります。また，飲酒はアルコールと一緒にとる「つまみ」などで食べる量が多くなり，エネルギー過剰という問題が起きます。したがって，中性脂肪が高い場合には禁酒が原則となります。飲酒は適量を心がけ食事をおいしくする範囲にとどめます。

5．規則正しく食べる

　欠食や夕食の過食，ダラダラ食べるという食習慣は肥満の人に見られる傾向です。1日3食を平均的に食べることは食後の高血糖の予防にもなります。

Ⅱ．栄養基準（栄養補給）

　脂質異常症の栄養基準は，日本動脈硬化学会が示した「動脈硬化性疾患予防ガイドライン2007年版」によります（表4）。

表4　脂質異常症における栄養食事療法の基本

第1段階（総摂取エネルギー，栄養素配分およびコレステロール摂取量の適正化）
1）総摂取エネルギーの適正化 　　適正エネルギー摂取量＝標準体重*×25〜30（kcal）　　*：標準体重＝[身長(m)]^2×22
2）栄養素配分の適正化 　　炭水化物：60％ 　　たんぱく：15〜20％（獣鳥肉より魚肉，大豆たんぱくを多くする） 　　脂肪：20〜25％（獣鳥性脂肪を少なくし，植物性・魚肉性脂肪を多くする） 　　コレステロール：1日300mg以下 　　食物繊維：25g以上 　　アルコール：25g以下（他の合併症を考慮して指導する） 　　その他：ビタミン（C，E，B$_6$，B$_{12}$，葉酸など）やポリフェノールの含量が多い野菜，果物などの食品 　　　　　を多くとる（ただし，果物は単糖類の含量も多いので摂取量は1日80〜100kcal以内が望ましい）
第1段階で血清脂質が目標値とならない場合は第2段階へ進む
第2段階（病型別栄養食事療法と適正な脂肪酸摂取）
1）高LDC-C血症（高コレステロール血症）が持続する場合 　　脂質制限の強化：脂肪由来エネルギーを総摂取エネルギーの20％以下 　　コレステロール摂取量の制限：1日200mg以下 　　飽和脂肪酸/一価不飽和脂肪酸/多価不飽和脂肪酸：3/4/3程度 2）高トリグリセライド血症が持続する場合 　　アルコール：禁酒 　　炭水化物の制限：炭水化物由来エネルギーを総摂取エネルギーの50％以下 　　単糖類：可能なかぎり制限，できれば1日80〜100kcal以内の果物を除き調味料のみでの使用とする。 3）高コレステロール血症と高トリグリセライド血症がともに持続する場合 　　1）と2）で示した栄養食事療法を併用する 4）高カイロミクロン血症の場合 　　脂肪の制限：15％以下

日本動脈硬化学会：動脈硬化性疾患予防ガイドライン2007年版

表5　栄養基準（第1段階）

エネルギー (kcal/kg)	炭水化物 （エネルギー比）	たんぱく質 （エネルギー比）	脂質 （エネルギー比）
25～30	60％	15～20％	20～25％

表6　栄養素等基準（第1段階）

エネルギー (kcal)	たんぱく質 (g)	脂質 (g)	炭水化物 (g)	コレステロール (mg)	食物繊維 (g)
1,200	55	30	180	300	25
1,400	60	35	210	300	25
1,600	70	40	250	300	25
1,800	75	45	270	300	25

Ⅲ. 栄養食事療法の進め方

❶ 基本的な考え方

　はじめから複雑な栄養食事療法を行うのではなく，段階的に進めていきます。まず，エネルギー摂取過剰の状態を解消します。すなわち，第1段階として，総摂取エネルギー，三大栄養素のバランス，コレステロール摂取量の適正化を図ります。第1段階の栄養食事療法を行っても効果がみられない場合，個々の病型に沿った栄養食事療法を行います。

　脂質異常症では極端な食品の制限はありませんが，多くの場合，いままでの食事に比べ脂肪や食塩が減るので，満足度が下がりやすいものです。食品の種類を増やし，栄養のバランスを崩さず変化に富んだ献立を心がけます。

❷ 動脈硬化性疾患予防ガイドラインによる進め方

1．エネルギー量

　標準体重（BMI 22）を維持することが目標となるので，次の数式によって算出します。適正エネルギー量＝標準体重（kg）×25～30（kcal）

　基本の考え方で算出した適正エネルギーと，エネルギー摂取の現状とに開きがある場合には，まず，目標エネルギーを設定し，徐々に減らすようにするのが現実に即しています。

　1,200 kcal以下になるような極端なエネルギー制限食はビタミンやミネラルの不足を招きやすいので避けます。また，心疾患・腎疾患などで運動制限がある場合以外は，運動を勧めて消費エネルギーを増やすようにします。

2．栄養素の配分

❶ 炭水化物

〈第1段階〉総エネルギーの60％を炭水化物からとります。砂糖は1日

10 g 以下とし，単糖類・二糖類での過剰摂取は勧められません。ビタミンや食物繊維摂取を考慮して，果実類は 150 〜 200 g とします。80 〜 100 kcal，炭水化物として 20 〜 25 g の果実摂取を考え，総エネルギーの 50 ％程度を多糖類（でんぷん）の多い穀類から摂取するようにします。

〈第 2 段階：高 TG 血症が持続する場合〉総エネルギー量の 50 ％以下にします。単糖類や二糖類はさらに厳しくし，主食・いも類の量を制限します。

2 たんぱく質

〈第 1 段階〉総エネルギーの 15 〜 20 ％をたんぱく質から摂取します。たんぱく質源となる食品は脂肪を含む食品が多いため，同時にとれてしまう脂質にも注意します。すなわち，同じ動物性食品でも飽和脂肪酸を比較的多く含む獣鳥肉より，DHA，EPA を多く含む魚肉，n-6 系の脂肪酸を含む大豆・大豆製品を多くします。

3 脂 質

〈第 1 段階〉総エネルギーの 20 〜 25 ％にします。脂肪は，食品からとる脂肪と調味料として使用する油脂があります。脂肪の少ない食品を選べば調理に使える油脂が増えます。揚げ物やシチュー，酢豚等，油を多く使う料理を入れたい場合は，ヒレ肉，白身魚，低脂肪乳を使うなどの工夫をします。

血栓を予防する観点からの脂肪としては，植物油や魚油が勧められます。したがって，食品の選択として前項で述べたとおり，魚や大豆製品が適切です。また，調味料として使う油は植物油が適切です。調理加工済みのレトルト食品や冷凍食品には，ラードを使っているものがあります。使用頻度が多くならないように注意します。

〈第 2 段階：高 LDL − C 血症が持続する場合〉脂質エネルギー比を総エネルギーの 20 ％以下にします。そのためには，脂質含有量の多い食品（ロース肉，ひき肉，生揚げ，牛乳等）が過剰にならないよう気をつけます。

また，脂肪酸組成は，S（飽和脂肪酸）／M（一価不飽和脂肪酸）／P（多価不飽和脂肪酸）の比率を 3：4：3 になるようにします。この比率を保つには，動物性脂肪を制限して，調理に使う油脂類をオリーブ油やサフラワー油とし，青身魚を使用するなどの工夫が必要となります。魚類は n-3 系の脂肪酸[*2]を多く含むので，エネルギーの過剰やコレステロールに気をつければ，厳しく制限する必要はありません。

〈第 2 段階：高カイロミクロン血症が持続する場合〉脂質を総エネルギーの 15 ％以下と厳しく制限します。脂肪制限が厳しくなると食品の種類が限られるため，微量栄養素の不足に配慮をします。

3．コレステロール

〈第 1 段階〉1 日あたり 300 mg 以下にします。コレステロールの特に多い

*2 脂肪酸は，二重結合の有無によって，飽和脂肪酸（二重結合をもたない）と不飽和脂肪酸（二重結合をもつ）がある。前者は動物性食品の脂質（脂）に多く，常温で固体，後者は植物性食品の脂質（油）に多く含まれている。

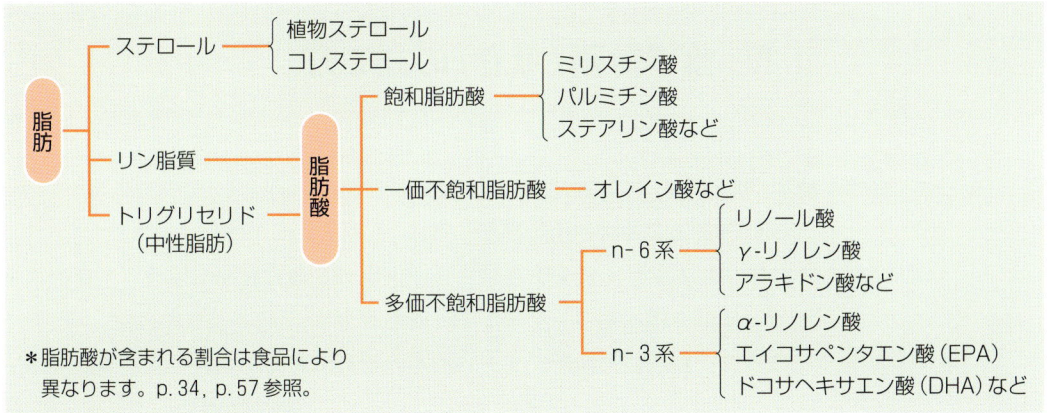

図7　脂肪および脂肪酸の分類

卵，レバーなどの量を制限することで，この量はほぼ守れます。

〈第2段階：高LDL－C血症が持続する場合〉1日あたり200 mg以下にします。コレステロールを多く含む，卵，レバー，ししゃもなどの量を厳密にコントロールします。

4. 食物繊維*3

ガイドラインでは1日25 g以上を目標と示しています。現在日本人の食物繊維摂取量は14.2 g（平成18年度国民健康・栄養調査）なので，この量は意識してとるようにしなければ達成できません。特にエネルギー量を制限すると穀類・いも類が少なくなるため，麦ごはんや全粒パン等の穀類を選び，エネルギーの少ない海藻・きのこ類やこんにゃくの摂取が必要となります。

5. ビタミン，ミネラル

抗酸化作用のあるビタミンとして，ビタミンC・Eの摂取が勧められています。ガイドラインでは「野菜や果実の積極的な摂取」という指導で，これらの栄養素の具体的な数値を示していないので，目安としては「日本人の食事摂取基準」の値を使用するのが適当です。

野菜や果実にはカリウムが多く含まれていて，降圧効果も同時に期待できますが，果実には果糖が多く含まれているので，果実類は150～200 g/日としてエネルギー量は80～100 kcal程度にとどめるようにします。

ただし，腎疾患でカリウムを制限されている場合には，果実・野菜の摂取は控えた方がいい場合があります。

6. アルコール

〈第1段階〉特に指針は示されていませんが，高血圧のある人では日本酒1合，ビール中1本程度とします（エタノールで男性は20～30 ml/日以下，女性は10～20 ml/日以下）。

〈第2段階：高TG血症が持続する場合〉原則として「禁酒」とします。

*3 食物繊維はその種類でエネルギーが若干異なるが，ほぼ，1 g＝2 kcal。ガイドラインの25 gでは食物繊維は50 kcalとなり，総エネルギーに占める割合はわずかである。炭水化物のエネルギー比率を考える場合に無視できる量である。

IV. 食事計画（献立）の立て方

❶ 献立の立て方

1. 1日のエネルギー量の配分

　1日のエネルギー量を朝食・昼食・夕食の3食に配分します。1食のエネルギー量は，指示量の3分の1を目安とします。

　間食は，糖尿病で血糖コントロールのために必要な場合，何らかの理由で

表7　食品構成例

	第1段階		第2段階		
	1,600kcal	1,800kcal	高LDL血症	高トリグリセリド血症	高カイロミクロン血症
ごはん	300	350	300	200	400
食パン	60	80	60	40	80
小麦粉	10	10	10	10	10
いも類	50	50	50	30	50
魚介類	100	100	100	100	50
肉類（低脂肪）	60	60	60	60	60
大豆製品	70	100	100	70	50
卵	25	25		25	
乳・乳製品	150	150	150	150	150
果実類	100	100	50	50	50
野菜類	350	350	350	350	350
きのこ類	40	40	40	40	40
海藻類	5	5	5	5	5
砂糖	15	15	15	7	15
ジャム			20		20
油脂類	12	12	15	20	10
マーガリン	10	10		15	
エネルギー	1,600	1,800	1,600	1,600	1,600
たんぱく質	70	70	70	70	60
脂質	40	50	35	50	20
炭水化物	230	270	250	200	300
エネルギー比率					
たんぱく質	17.5	15.5	17.5	20	15.0
脂質	22.5	25	20	30	11.3
炭水化物	57.5	60	62.5	50	75.0
ポイント	コレステロールの多い食品を制限する（コレステロール300 mg/日以下），食物繊維25 g以上		脂肪エネルギー比率20％以下，コレステロール200 g/日以下	炭水化物エネルギー比率50％以下，禁酒，単糖類の制限	脂肪エネルギー比率15％以下

1回の食事量が指示栄養量をとれない場合，仕事や生活スタイルの関係で食事と食事の間の時間が空いてしまう場合を除き，控えることが基本です。間食は食事の一部と考え，甘い菓子やソフトドリンクは控えます。

2. 主食＋副菜＋主菜を組合せる

1食ごとに，主食＋副菜＋主菜を組合せるようにします。これにより，1食ごとに栄養バランスを整えることができます。

3. 各食事の主菜・副菜を決める

主菜は1皿を基本とし，量は肉や魚類は60〜80gを目安とします。コレステロールの多い卵やレバーなどは控えめにして肉より魚のメニューを多くすることがポイントです。次に副菜を決めます。野菜を中心とした1〜2品を基本とします。特に抗酸化作用のある成分を多く含む緑黄色野菜，食物繊維の多いきのこや海藻を積極的に取り入れます。

4. 主食を決める

めん類やサンドイッチや丼物，すし等のように，主食と主菜を兼ねた料理の場合には，最初に主食が決まってきます。

主食の種類によって，栄養素等の量は大きく変わりませんが，精白をしていない米を使用したり，麦ごはんのように雑穀を取り入れると，ビタミンや食物繊維が手軽にとれます。最近は麦や雑穀の味もよくなり，種類が豊富で手に入りやすくなっているので，積極的に取り入れるようにします。

パンやパスタは料理のときに油脂が多くなりがちです。また，めん類や丼物，すし類は食塩が多くなりがちです。組合せるメニューを考える場合に気をつけるようにします。

5. 調味料の上手な活用

料理に使う油脂類は植物性の油を中心にします。植物油には大豆油，オリーブ油，サフラワー油，なたね油，ジアシルグリセロール*4を主体とした油，植物ステロールを付加した油等さまざまな油が市販されています。それぞれ特徴がありますが，極端に偏らずに適宜使い分けます。いずれの油もエネルギー量は1gあたり約9kcalです。

食品や料理に含まれる砂糖は，菓子や飲み物以外ではそう多くありません。料理に砂糖を多く使うと，相対的に塩分が濃くなるので少なめを心がけます。市販の菓子やソフトドリンクをとった場合は砂糖をとったと同じと考えます。

調味料のうち複合調味料（カレーやシチューのルウ，コンソメ，○○の素等）は，脂肪や食塩が多いので使いすぎないよう注意します。

みそ，しょうゆ等の調味料は食塩を多く含みますが，どれを使っても差し支えありません。

6. 牛乳・乳製品，果実

牛乳・乳製品，果実は，単品でもとることができる食品です。献立の中に

*4 ジアシルグリセロールは，グリセリンに2つの脂肪酸をもつ脂質で，中性脂肪を下げ，体脂肪量の減少の効果が期待できるとされている。ジアシルグリセロールは食品中に多くは含まれていないが工業的に生産ができるようになり，調理用の油として使われるようになった。

取り入れたり，食後のデザートや間食に用います。

牛乳は180〜200ｇを目安としますが，脂肪が多いので第2段階の場合は低脂肪牛乳にすると料理に使える油脂が増え，食事計画がしやすくなります。果実は果糖が多いので150〜200ｇまでとします。

❷ 献立作成のポイント

① 野菜，いも，海藻，無精白の穀類等を積極的に取り入れるようにします。

② 主菜を選ぶときにはコレステロールの多い食品は量を控えたり，頻度を減らすようにします。DHAやEPAを多く含む青身魚を献立に取り入れます。また，獣鳥肉類は脂質の少ない部位を選びます。

③ 揚げ物や，シチューやグラタン，酢豚（揚げて調味料をからめる），マヨネーズで和える等の料理は油脂が多くなりがちです。1日に1皿程度にとどめます。

④ 季節感のある材料を選ぶ，彩りを豊富にして見た目をよくする，1皿に盛る量を少なくして皿数を増やすなどの工夫をし，献立が単調にならないようにします。

⑤ それまで過食傾向だった人が食事量を少なくすると抵抗感があります。満腹感がでるように工夫をします。

・こんにゃくや海藻等の低エネルギーの食品を使って1〜2品増やす。
・低エネルギーの調味料を使う（ノンオイルドレッシング，カロリーハーフマヨネーズ，マーガリン，低脂肪のヨーグルト等）。
・切り方，盛り付けを工夫する。

⑥ インスタント食品や加工食品・冷凍食品は便利ですが，脂質や食塩が多いものがあります。これを気をつければ，調理が簡単なので食生活を豊かにできます。

⑦ 他の家族とできるだけ同じメニューにします。脂質異常症の食事は特別なものではありません。いつも特別メニューにすると，調理を担当する人の負担が大きいばかりでなく，本人も「なぜ，自分だけ」という気持ちになり，結局は長続きしません。

V. 栄養教育

❶ 栄養食事指導

脂質異常症の栄養食事指導は，この疾患に特化した指導はなく，肥満・糖尿病などとかなりの共通性をもっています。これらの疾患をもつ人は，血清

脂質が高いことによる特別な症状がないので，実践への動機づけや，習慣化のためのサポートが重要となります。

当然ながら，多くの人は社会生活を営み，家庭・地域で活動しているわけですから，そのなかで実践できる目標を定め，一人ひとりに適した方法で指導計画を立てることが必要となります。病態や理解度，生活パターン，栄養食事療法の受容によっても異なりますが，ここでは，最低限必要となる情報提供を記しました。

1 医師から指示された栄養量

適正な栄養量は知っていて当然と思うかもしれませんが，医療者からいろいろな情報が与えられるため，混乱して正しく理解しているとは限りません。また，栄養食事療法の重要性が受容できていない場合もあります。栄養食事療法についての受け入れの程度を十分に確認します。

2 食品のエネルギー量

適正なエネルギー量の摂取が栄養食事療法の基本となるので，食品のエネルギー量についての関心を深めます。少量でもエネルギーの多い食品やエネルギーが少なくて量をたくさん摂取できる食品（野菜，海藻，きのこ類）を紹介し，エネルギーの適正量を守ることのできる組合せ方があることを指導します。

3 栄養バランスの整え方

1日に摂取してほしい食品の量を食品群ごとに決めます。食品群ごとの目安量を摂取することで栄養バランスを整えることができることを指導します。しかし，嗜好に偏ったり，栄養食事療法を意識し過ぎて食品選択が単調にならないように注意します。

食品群を用いての指導の場合には，選択する食品が偏ると，ビタミンやミネラルの不足となるだけでなく，メニューも単調となり栄養食事療法が長続きしなくなります。調味料に使う油脂類や乳製品に低脂肪のものを取り入れ，魚肉類の選択範囲を広げると変化がつきます。

4 油脂・食品の脂質とその脂肪酸の特徴

脂肪酸組成の指導も脂質異常症の栄養食事療法のポイントですが，脂肪酸組成（表8）の計算まで家庭での栄養食事療法に取り入れるのは困難です。魚や肉類の選び方，調理に使う油脂類，食卓で使うマヨネーズやドレッシング，パンにぬるマーガリンやバター等の使用量やその種類等具体的な食品名で指導します。

最近は，コレステロール量を制限した食品や調理用の油，マヨネーズ，ドレッシング，マーガリンなどは種類が多く，エネルギー量の調整も異なります。その商品の特徴の紹介方法によっては誤解を招きやすいものがあるので，栄養成分表示の見方，表示の意味などもていねいに指導することが大切です。

表8　主な食品の脂肪酸組成（食品100g中に再試算） (%)

食品名		飽和脂肪酸				一価不飽和脂肪酸	飽和＋一価計	多価不飽和脂肪酸				計
		ラウリン酸	ミリスチン酸	パルミチン酸	ステアリン酸	オレイン酸		リノール酸	α-リノレン酸	EPA	DHA	
								n-6	n-3	n-3	n-3	
肉類	牛肉（かたロース脂身つき）	0.1	2.6	23.3	9.0	50.9	96.8	2.8	0.1	0	0	3.2
	豚肉（もも赤肉）	0.1	1.4	23.6	11.8	47.1	87.5	9.1	0.3	0.0	0.1	12.5
	若鶏肉（もも皮つき）	0.0	0.9	25.9	6.7	44.8	85.8	12.6	0.6	0.0	0.1	14.3
魚介類	いわし	0.1	6.7	22.0	5.0	15.3	63.5	1.3	0.9	11.5	12.4	36.5
	うなぎ	0	3.6	18.1	4.6	56.5	81.3	1.4	0.4	3.8	7.1	18.7
	かつお（春獲り）	0.0	2.4	22.4	8.5	13.9	57.6	1.2	0.6	7.3	26.7	42.4
	まぐろ	0	2.6	17.9	8.9	24.4	69.2	1.0	0.4	3.5	15.4	24.4
	ひらめ	0.1	5.6	17.8	3.7	15.1	59.9	1.0	0.5	7.9	19.0	40.1
	ぶり	0	5.8	20.5	5.9	18.9	69.0	1.5	0.8	7.4	13.4	29.3
	さんま	0.0	7.3	1.1	2.0	5.7	76.2	1.4	1.1	4.6	8.8	23.8
卵類	鶏卵	0	0.4	25.7	8.7	42.8	79.8	15.9	0.5	0	1.5	20.3
乳類	牛乳	3.3	10.8	30.1	12.0	23.5	96.4	2.7	0.4	0.0	0	3.6
油脂類	バター	3.5	11.8	31.2	10.8	22.7	97.0	2.4	0.4	0	0	3.0
	ソフトマーガリン	2.3	1.2	17.3	5.8	39.8	68.7	29.2	1.5	0	0	30.5

植物油については，p.57 図を参照。　　　　五訂増補日本食品標準成分表脂肪酸成分表より

また，加工食品や市販の総菜に使用されている油脂の種類にも注意をはらうようにします。

5 食品に含まれているコレステロール量

コレステロールの多い食品はさほど多くはありません。また，代表的な食品として卵類やレバーがあります[*5]。

6 食品中に含まれている食物繊維量

野菜や海藻だけで，1日25g以上の食物繊維をとるのはなかなか大変です。野菜や海藻の量が増えると，それに伴って調味料として使う食塩（塩，しょうゆ，みそ等），砂糖，油脂が増えやすくなります。もちろん，調味料を増やさずに調理できますが，おいしさに欠けたり，単調な料理となり長続きしなくなります。

食物繊維を効率的にとるには，麦ごはん，玄米，全粒パンのように精白していない穀類を1日に1食程度取り入れることで確実に摂取できます。

7 調味料・加工食品中の食塩量

調味料や加工食品に含まれている食塩量を示し，指示された食塩量を守るための具体的な量を確認していきます。この過程で自分の食事が高食塩食であったことに気づく場合もあります。和風だしの素，鳥がらだし，コンソメ

*5 コレステロールを多く含む主な食品（コレステロール量(mg)/100g）
全卵　　　　420
卵黄　　　1,400
イクラ　　　480
すじこ　　　510
たらこ（焼き）410
かずのこ（乾）1,000
うなぎ（蒲焼き）230
鶏レバー　　370
牛レバー　　240

などの調味料の食塩，マーボー豆腐や，酢豚の素などの加工された複合調味料の食塩は忘れがちですので，注意しましょう。

香辛料や酸味を使ってうす味でもおいしく食べられる料理の工夫や，3〜4品のおかずの中に1品だけでも味を濃くし，味付けにメリハリをつける等のおいしく食べるための調理技術も必要です。塩味は「慣れ」によって苦痛感がなくなります。急激な変化でなく徐々にうす味へと変えていくようにします。

8 外食・中食[*6]の栄養量

外食・中食は現在の生活では避けることのできない要素になりつつあります。これらの栄養成分が書かれた書籍も多く出回っていますので，有効活用しながら，日常食べているメニューを中心に指導します。また，最近では，栄養成分表示のある外食・中食も増えてきています。さらに，料理店によっては客の要望（うす味にとか，食べられない食品を避ける等）を聞いてくれる店も出てきています。栄養成分表示の見方，料理店への要望の出し方などの指導も大切です。

[*6]「中食」とは，弁当，総菜などを購入して自宅で喫食する食事形態のこと。

❷ 運動療法

内臓脂肪の減少に運動は欠かせません。ウォーキング，ラジオ体操等を積極的に勧めます。多忙で運動の時間が取れない人もいますが，日常生活の中でできそうな運動を一緒に考えます。身体に障害のある人の場合はできる範囲で行うようにしますが，理学療法士に相談する方法もあります。

運動制限（運動の種類，強度，時間など）のある場合は医師に相談します。

表9　運動療法の目安

種類：体操，ウオーキング，ジョギング，自転車，水泳

運動強度：最大強度の50％程度
　　　　　（運動中会話ができる程度）
　　　心拍数　一般：120/分
　　　　　　　60歳以上：100/分

持続時間：10〜30（60）分
頻度：3〜5回/週

日本肥満学会：肥満症治療ガイドライン2006

表10　1エクササイズに相当する運動の例

活動内容	時間
ボーリング，バレーボール，フリスビー，ウェイトトレーニング（軽・中強度）	20分
速歩，体操（ラジオ体操など），ゴルフ（カートを使って），卓球，バドミントン，アクアビクス，太極拳	15分
軽いジョギング，ウェイトトレーニング（高強度），ジャズダンス，エアロビクス，バスケットボール，水泳（ゆっくり），サッカー，テニス，スキー，スケート	10分
ランニング，水泳，柔道，空手	7〜8分

厚生労働省運動所要量・運動指針の策定検討会編：健康づくりのための運動指針2006

食事計画 献立例 1　　1,600 kcal（第1段階）

野菜をたっぷり使った秋の献立

朝

献立	1人分材料・分量（目安量）	作り方
麦ごはん（主食）	米 60g 押麦 15g 水 110g	①米を洗って，水加減をして押麦を軽く混ぜ入れ，30分程浸水させてから炊く。 （麦は洗わない。）
こまつなとわかめのみそ汁（汁）	こまつな 40g 生わかめ 15g みそ 6g だし汁 80g	①こまつなは，3〜4cmに切る。わかめは，水洗いして食べやすい大きさに切る。 ②だし汁で，こまつなを煮て，軟らかくなったらわかめを入れ，みそを溶き入れる。
オクラ納豆（主菜）	納豆 40g オクラ 25g しょうゆ 3g かつお節 0.5g	①オクラは表面の羽毛を落とす気持ちで少量の塩でもみ，沸騰した湯に入れ1〜2分ゆで，水に取る。 ②湯ゆでしたオクラは，薄い輪切りにする。 ③納豆に②としょうゆを混ぜ，かつお節を天盛りにする。
切干しだいこんの煮物（副菜）	切干しだいこん 8g 油揚げ 5g にんじん 10g 乾しいたけ 1.5g 油 1g しいたけ戻し汁 40g だし汁 40g しょうゆ 3g 砂糖 1g 酒 2g	①切干しだいこんは水に漬けて戻し，水気をしぼる。 ②油揚げは両面に熱湯をかけて油抜きし，縦2つに切って7〜8mm幅に切る。 ③にんじんは皮をむき，せん切りにする。 ④乾しいたけはぬるま湯で戻して石づきを切り落とし，せん切りにする。 ⑤鍋に油を入れて熱し，①と③，④を強火でよく炒める。 ⑥野菜に油がなじんだら，だし汁を加え，②を入れる。沸騰後しんなりしたら調味料を加え，弱火で煮汁がなくなるまで混ぜながら煮る。

昼

献立	1人分材料・分量（目安量）	作り方
焼きそば（主食）	蒸し中華めん 120g 豚肉（ロース赤身）40g キャベツ 40g たまねぎ 20g にんじん 10g ウスターソース 10g 塩 0.3g こしょう（少々） 油 3g あおのり粉（少々）	①キャベツは3cm角に切り，たまねぎは3cm長さの薄切りにし，にんじんは短冊切りにする。 ②豚肉ロース赤身は，一口大に切る。フライパンに油を入れて熱し，肉を炒め，①の野菜を加えて強火で炒める。 ③全体に油が回ったら塩とこしょうを振り，キャベツが半生のうちに中華めんを加え，水少々（分量以外）を振りかける。 ④めんをほぐしながら炒め，全体がよくなじんだら，ソースを加えて味を付け，さらに全体を炒め合わせる。 ⑤器に盛って，あおのり粉を散らす。
ピクルス（副菜）	きゅうり 15g にんじん 10g だいこん 15g セロリー 5g ロリエ 1枚 酢 10g 塩 0.5g，砂糖 1g	①きゅうりは，一口大に切る。 ②にんじんとだいこんは皮をむき，セロリーはすじを除き，一口大に切り，熱湯でかためにゆで，ざるに上げて湯を切る。 ③鍋に分量の5倍の調味料とロリエ1枚を入れて煮立て，火を止めて冷ます。 ④野菜に③を漬け，ときどき返しながら冷蔵庫に1晩おく。
抹茶ミルク（飲み物）	牛乳 200g 抹茶 1g 砂糖 3g	①抹茶を砂糖と合わせ少量の湯でよく溶かし，牛乳を少しずつ加えて混ぜる。
ぶどう（デザート）	巨峰 75g（5〜7粒）	

脂質異常症

献立	1人分材料・分量（目安量）	作り方
夕 ごはん 主食	ごはん 150g	
きのこ汁 汁	えのきたけ 10g 生しいたけ 10g なめこ 10g まいたけ 10g 切りみつば 1g しょうゆ 1g 塩 0.6g 酒 1g だし汁 80g	① えのきたけとまいたけは石づきを切り落とし，えのきたけは長さを2等分に切り，まいたけは小分けする。 ② 生しいたけは，かたくしぼったぬれ布巾でふき，石づきを取って6等分に切る。 ③ なめこはざるに入れて流水でさっと洗う。 ④ 切りみつばは3～4cmの長さに切る。 ⑤ 鍋にだし汁を入れて火にかけ。煮立ったところに①～③のきのこを加えて煮る，火が通ったら調味料を加え，火を止めてみつばを散らす。
さんまの塩焼き 主菜	さんま 60g 塩 0.5g だいこん 50g しょうゆ 3g	① さんまは流水で手早く洗い，ペーパータオルで水気をふく。 ② ①の両面に，塩を振りかけて焼く。 ③ 皿に，焼いた魚を盛り付け，すりおろしただいこんにしょうゆをかける。
しゅんぎくと黄ぎくのお浸し 副菜	しゅんぎく 60g 黄ぎく 10g しょうゆ 3g だし汁 7g	① しゅんぎくはゆでて水にさらし，水気をしぼって4cmの長さに切る。 ② 黄ぎくは花びらをむしり，さっとゆでて水にさらし，水気をしっかりしぼる。 ③ ①と②をほぐして混ぜ，だし汁で割ったしょうゆで和える。

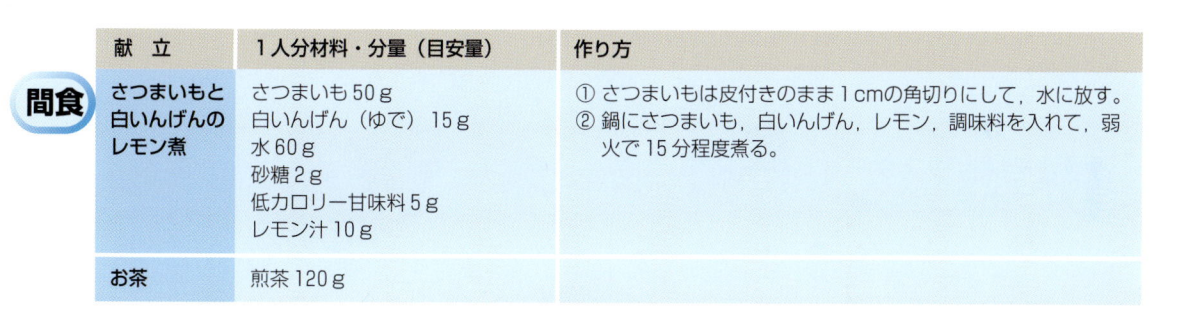

献立	1人分材料・分量（目安量）	作り方
間食 さつまいもと白いんげんのレモン煮	さつまいも 50g 白いんげん（ゆで）15g 水 60g 砂糖 2g 低カロリー甘味料 5g レモン汁 10g	① さつまいもは皮付きのまま1cmの角切りにして，水に放す。 ② 鍋にさつまいも，白いんげん，レモン，調味料を入れて，弱火で15分程度煮る。
お茶	煎茶 120g	

1日の栄養量 （Cho＝コレステロール）

	E(kcal)	P(g)	F(g)	C(g)	Cho(mg)	食物繊維(g)	食塩(g)
朝	444	16.2	8.2	76.6	1	9.8	2.0
昼	566	23.9	15.2	81.7	49	5.1	2.4
夕	479	18.7	15.7	63.6	40	4.7	2.5
間食	129	3.9	0.5	32.5	0	4.0	0.0
計	1,617	62.6	39.5	254.4	89	23.6	6.9

P：F：C　P 15.5　F 22.0　C 62.5　％

食事バランスガイド

「つ」(SV)
主食 1 2 3 4 5 6 7
副菜 1 2 3 4 5 6
主菜 1 2 3 4 5
牛乳・乳製品 2 1　1 2 果物

「つ」(SV)とはサービング（食事の提供量の単位）の略

食事計画献立例1

食事計画｜献立例 1　　1,600 kcal（第1段階）

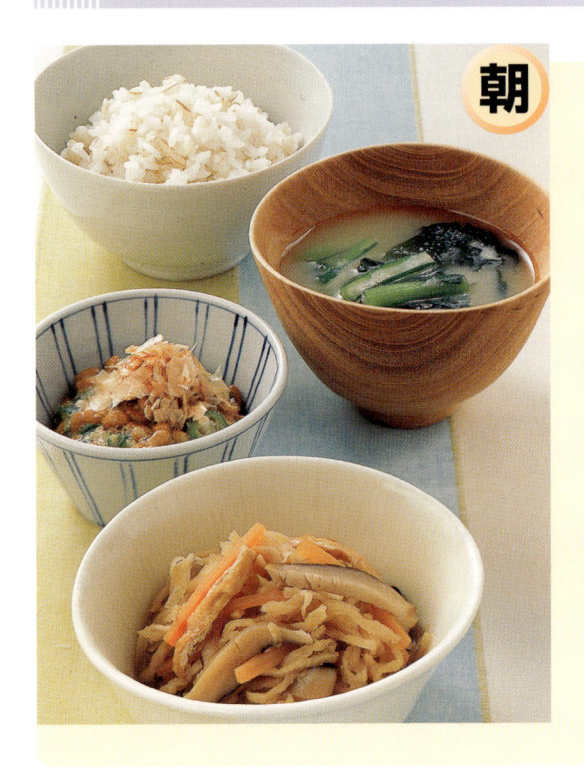

朝

●和食メニューで，食物繊維をたっぷりとって

- **主食**　麦ごはん
  variation　菜めし　*p.60*
- **汁**　こまつなとわかめのみそ汁
  variation　絹さやとわかめのみそ汁
- **主菜**　オクラ納豆
  variation　にら納豆　*p.64*
- **副菜**　切干しだいこんの煮物
  variation　エリンギと野菜の焼き浸し

	E (kcal)	P (g)	F (g)	C (g)	Cho (mg)	繊維 (g)	食塩 (g)
麦ごはん	265	4.6	0.7	57.9	0	1.7	0.0
みそ汁	20	1.7	0.6	2.7	0	1.5	1.0
オクラ納豆	91	7.7	4.1	6.8	1	3.9	0.4
煮物	68	2.2	2.8	9.1	0	2.6	0.5

昼

●焼きそばはウスターソースのあっさり味に調味

- **主食**　焼きそば
  variation　焼きうどん　*p.62*
- **副菜**　ピクルス
  variation　きゅうりのしそ風味　*p.68*
- **飲み物**　抹茶ミルク
  variation　牛乳
- **デザート**　ぶどう
  variation　キウイとパインアップル

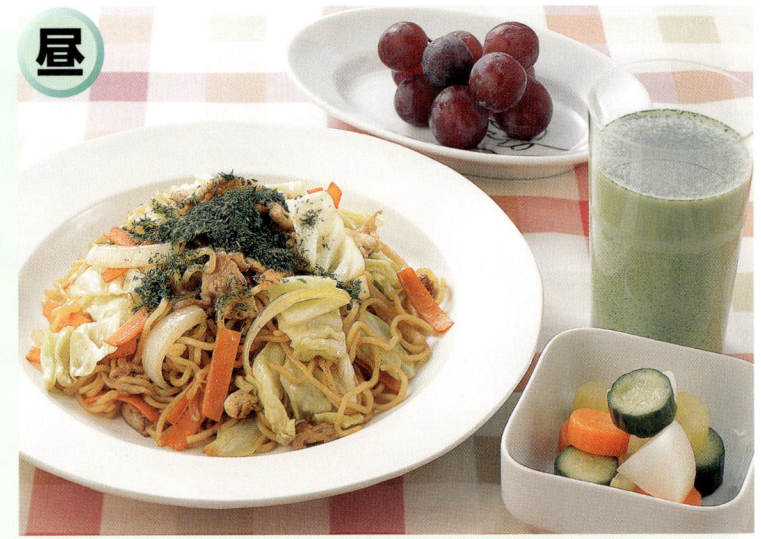

	E (kcal)	P (g)	F (g)	C (g)	Cho (mg)	繊維 (g)	食塩 (g)
焼きそば	357	16.3	7.4	53.6	25	3.6	1.7
ピクルス	16	0.3	0.0	3.4	0	0.7	0.5
抹茶ミルク	149	6.9	7.7	13.0	24	0.4	0.2
ぶどう	44	0.3	0.1	11.8	0	0.4	0.0

脂質異常症

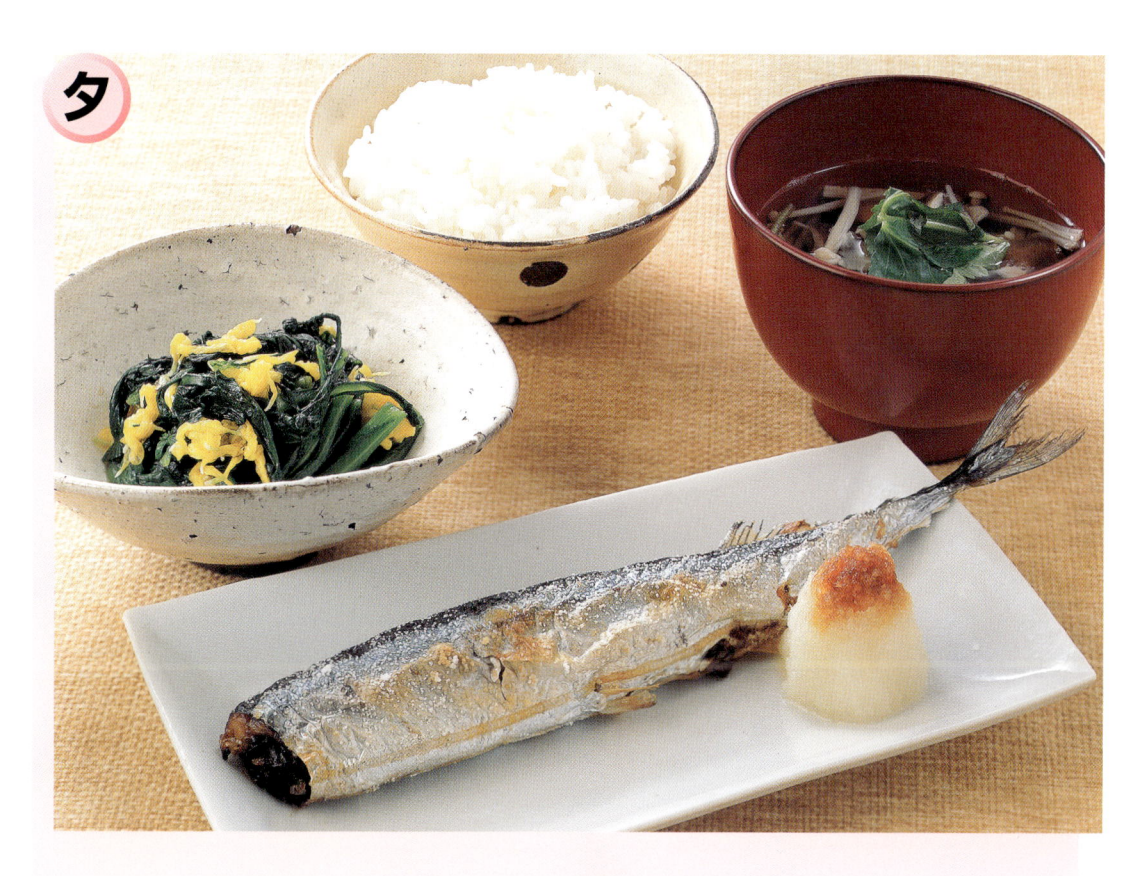

夕

● 旬のさんまには脂がたっぷり，副菜で野菜をしっかりと

	E (kcal)	P (g)	F (g)	C (g)	Cho (mg)	繊維 (g)	食塩 (g)
ごはん	252	3.8	0.5	55.7	0	0.5	0.0
きのこ汁	11	1.6	0.2	2.2	0	1.4	0.8
さんま	197	11.5	14.8	2.4	40	0.7	1.1
お浸し	18	1.8	0.2	3.3	0	2.3	0.6

主食　ごはん

汁　きのこ汁
variation　野菜椀

主菜　さんまの塩焼き
variation　さんまの梅干し煮　*p.64*

副菜　しゅんぎくと黄ぎくのお浸し
variation　焼きなす　*p.68*

間食

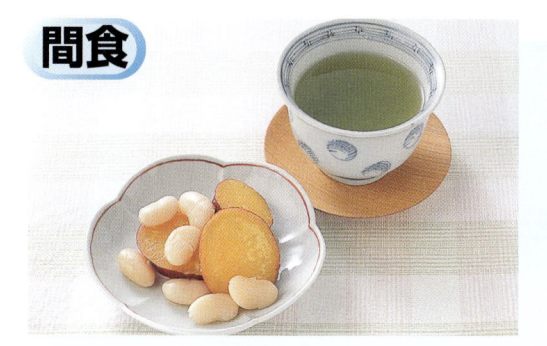

間食　さつまいもと白いんげんのレモン煮
　　　お茶

	E (kcal)	P (g)	F (g)	C (g)	Cho (mg)	繊維 (g)	食塩 (g)
レモン煮	126	3.6	0.5	32.2	0	4.0	0.0
お茶	2	0.2	0.0	0.2	0	0.0	0.0

食事計画献立例1

食事計画 献立例 2　1,600 kcal（第1段階）

朝がパンにたまご料理，昼はカレーライスの献立

朝

献立	1人分材料・分量（目安量）	作り方
パン 主食	ライ麦パン 70 g（1.5枚） マーガリン 4 g	
スクランブル エッグ 主菜	卵 50 g グリンピース 10 g ┐冷凍 スイートコーン 10 g ┤ミックス にんじん 10 g ┘ベジタブル こしょう（少々） 塩 0.3 g 油 3 g ミニトマト 15 g	① 冷凍のミックスベジタブルは熱湯をかけて解凍し，水気をよくきる。 ② 卵はボウルに入れて溶きほぐし，塩とこしょうを加えて混ぜる。 ③ フライパンに油を入れて熱し，①を入れて炒める。ここに②を回し入れ，卵の表面が固まりかけたら大きくかき混ぜ，火を止める。 ④ 器に盛り，ミニトマトを添える。
ブロッコリー のスープ煮 副菜	ブロッコリー 60 g たまねぎ 20 g 水 120 g 固形コンソメ 1 g 塩 0.2 g こしょう（少々）	① ブロッコリーはかたい茎を切り離し，小房に切り分ける。たまねぎは薄切りにする。 ② 鍋に分量の水を入れて煮立て，固形コンソメの素をほぐし入れ，①を加えて弱めの中火で煮る。 ③ 野菜がしんなりしたら，塩とこしょうを加えて味を調える。
グレープ フルーツ デザート	グレープフルーツ 100 g	
ホットミルク 飲み物	低脂肪牛乳 100 g	

昼

献立	1人分材料・分量（目安量）	作り方
ライスカレー 主食	ごはん 150 g 豚肉（もも赤身）45 g じゃがいも 50 g にんじん 35 g，たまねぎ 50 g にんにく 0.1 g，しょうが 0.5 g 油 3 g，カレールウ 14 g 固形コンソメ 0.1 g しょうゆ 0.3 g トマトピューレ 6 g ウスターソース 3 g 水 100 g，らっきょう甘酢漬 10 g	① じゃがいもとにんじんは，大きめの乱切り，たまねぎはくし形切りにする。 ② にんにくとしょうがはすりおろす。 ③ 豚もも肉は一口大に切る。 ④ 鍋に油を熱して③を強火で炒め，肉の色が変わったら①を加えて炒め合わせる。全体に油が回ったところで，水を加えて材料にほぼ火が通るまで中火で煮込む。いったん火を止めてカレールウを割り入れて溶かす。さらに②と固形コンソメ，しょうゆ，トマトピューレ，ウスターソースを加えて混ぜ，再び火にかけて弱火で少しとろみがつくまで煮込む。 ⑤ ごはんを皿に盛って④をかけ，らっきょうを添える。
海藻サラダ 副菜	鶏肉（ささ身）20 g 　酒 3 g 海藻ミックス（乾燥）3 g レタス 10 g かぶ 40 g 油 3 g 酢 8 g 塩 0.6 g，こしょう（少々）	① ささ身はすじを除き，酒を振る。ラップをかけて電子レンジで蒸し煮にし，冷めたら細く裂く。 ② 海藻ミックスは水に漬けて戻し水気をきる。 ③ レタスは食べやすい大きさにちぎり，かぶは薄いいちょう切りにする。これらを氷水に放す。 ④ ボウルに油と酢，塩，こしょうを入れ混ぜる。 ⑤ 別のボウルに①と水気をきった②，③を入れ④を加えて混ぜ味付けて器に盛る。④のドレッシングをかける。
みかん デザート	みかん 100 g	

脂質異常症

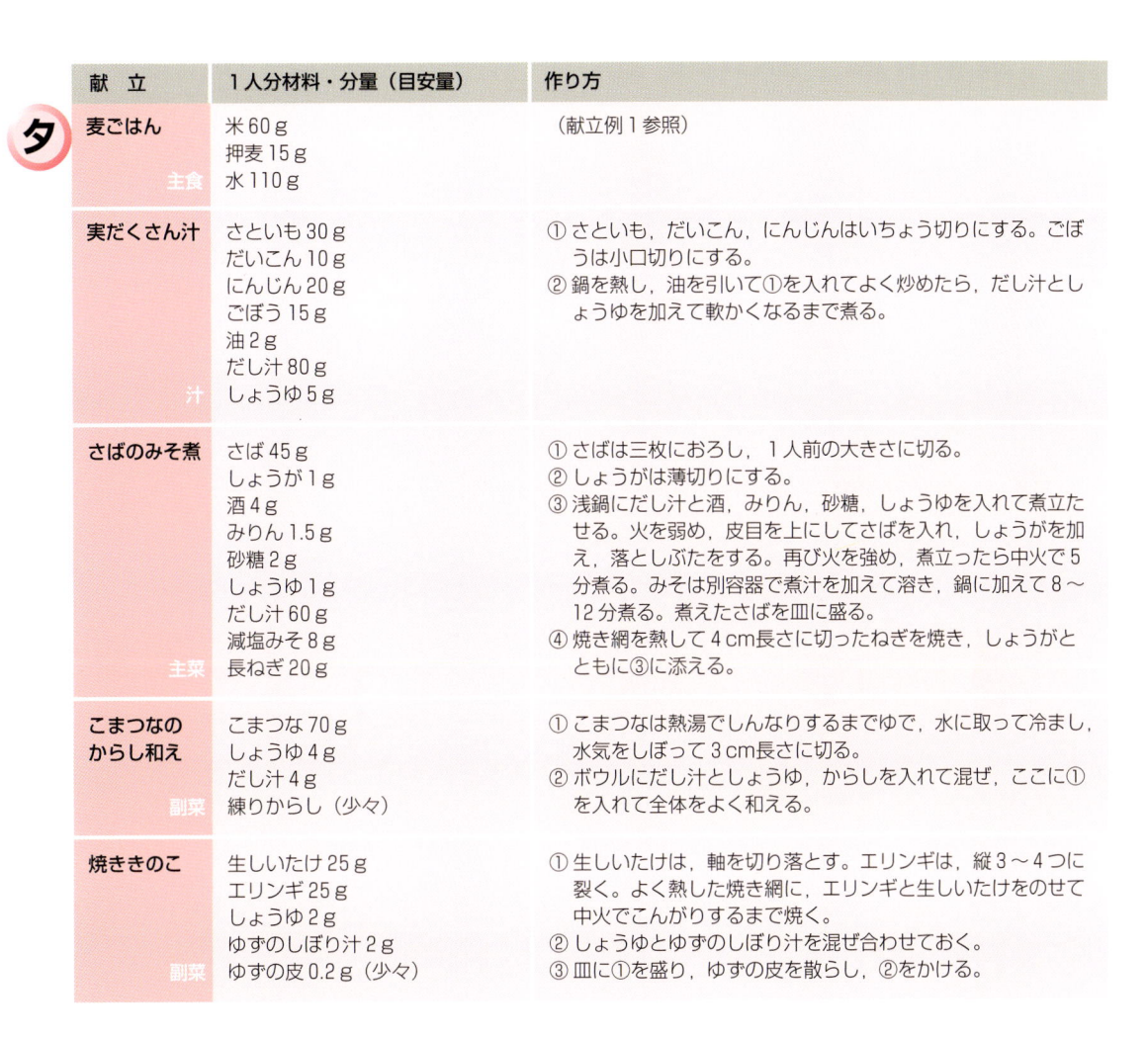

献立	1人分材料・分量（目安量）	作り方
夕 麦ごはん 主食	米 60 g 押麦 15 g 水 110 g	（献立例1参照）
実だくさん汁 汁	さといも 30 g だいこん 10 g にんじん 20 g ごぼう 15 g 油 2 g だし汁 80 g しょうゆ 5 g	① さといも，だいこん，にんじんはいちょう切りにする。ごぼうは小口切りにする。 ② 鍋を熱し，油を引いて①を入れてよく炒めたら，だし汁としょうゆを加えて軟らかくなるまで煮る。
さばのみそ煮 主菜	さば 45 g しょうが 1 g 酒 4 g みりん 1.5 g 砂糖 2 g しょうゆ 1 g だし汁 60 g 減塩みそ 8 g 長ねぎ 20 g	① さばは三枚におろし，1人前の大きさに切る。 ② しょうがは薄切りにする。 ③ 浅鍋にだし汁と酒，みりん，砂糖，しょうゆを入れて煮立たせる。火を弱め，皮目を上にしてさばを入れ，しょうがを加え，落としぶたをする。再び火を強め，煮立ったら中火で5分煮る。みそは別容器で煮汁を加えて溶き，鍋に加えて8〜12分煮る。煮えたさばを皿に盛る。 ④ 焼き網を熱して4cm長さに切ったねぎを焼き，しょうがとともに③に添える。
こまつなの からし和え 副菜	こまつな 70 g しょうゆ 4 g だし汁 4 g 練りからし（少々）	① こまつなは熱湯でしんなりするまでゆで，水に取って冷まし，水気をしぼって3cm長さに切る。 ② ボウルにだし汁としょうゆ，からしを入れて混ぜ，ここに①を入れて全体をよく和える。
焼ききのこ 副菜	生しいたけ 25 g エリンギ 25 g しょうゆ 2 g ゆずのしぼり汁 2 g ゆずの皮 0.2 g（少々）	① 生しいたけは，軸を切り落とす。エリンギは，縦3〜4つに裂く。よく熱した焼き網に，エリンギと生しいたけをのせて中火でこんがりするまで焼く。 ② しょうゆとゆずのしぼり汁を混ぜ合わせておく。 ③ 皿に①を盛り，ゆずの皮を散らし，②をかける。

献立	1人分材料・分量（目安量）	作り方
間食 ロイヤル ミルクティー	低脂肪牛乳 120 g 紅茶（小さじ1）	① 鍋に牛乳と紅茶を入れ，弱火で煮出す。紅茶の葉が開いたら，茶こしでこしてカップに注ぐ。

1日の栄養量 （Cho＝コレステロール）

	E(kcal)	P(g)	F(g)	C(g)	Cho(mg)	食物繊維(g)	食塩(g)
朝	458	20.9	14.7	62.7	216	9.0	2.3
昼	609	22.4	13.4	98.3	47	4.9	2.8
夕	491	21.1	9.5	79.8	30	8.3	3.1
間食	55	4.6	1.2	6.6	7	0.0	0.2
計	1,613	68.9	38.7	247.4	300	22.2	8.4

P：F：C　P 17.1　F 21.6　C 61.3　%

食事バランスガイド

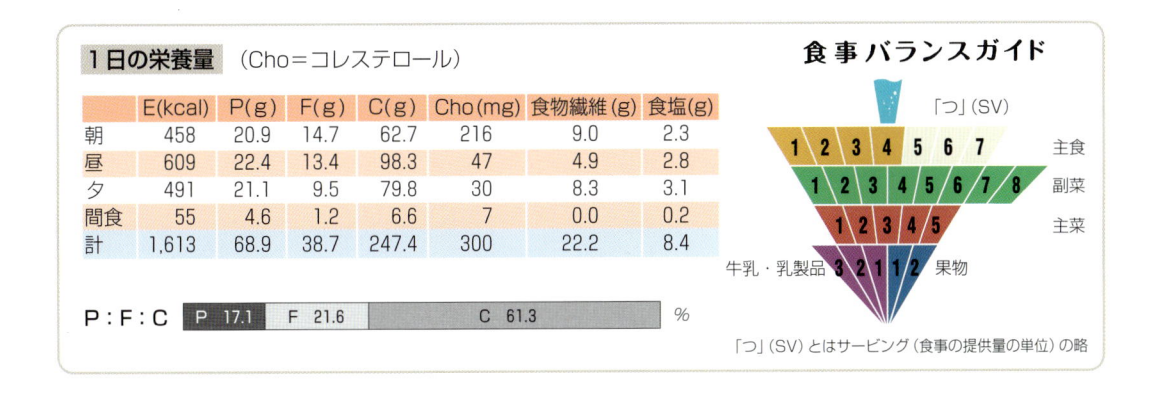

主食 1 2 3 4 5 6 7
副菜 1 2 3 4 5 6 7 8
主菜 1 2 3 4 5
牛乳・乳製品 3 2 1　果物 1 2

「つ」(SV)とはサービング（食事の提供量の単位）の略

食事計画献立例2

食事計画 | 献立例 2　　1,600 kcal（第1段階）

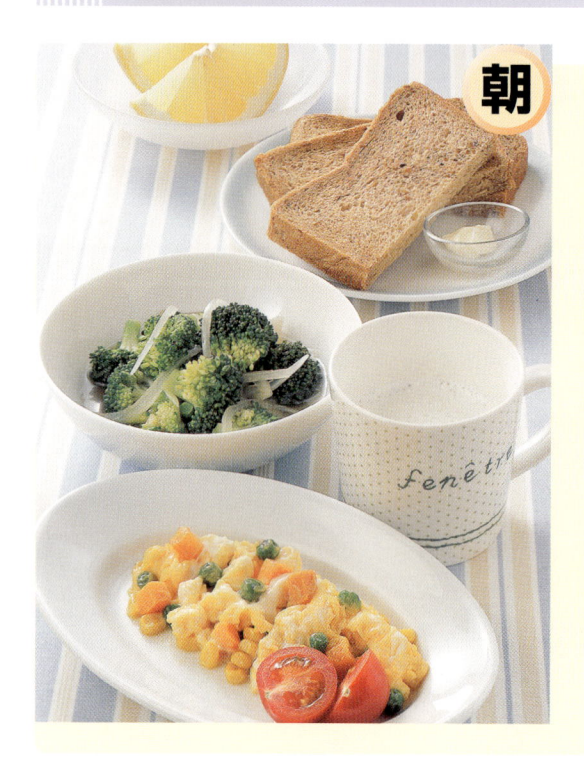

朝

●パンにマーガリンをぬるのでスクランブルエッグの油は控えめに

区分	料理	variation	参照
主食	パン	コーンフレーク	p.60
主菜	スクランブルエッグ	たまごのカップ焼き	p.64
副菜	ブロッコリーのスープ煮	ラタトゥイユ	
デザート	グレープフルーツ	キウイ	
飲み物	ホットミルク	ヨーグルト	

	E (kcal)	P (g)	F (g)	C (g)	Cho (mg)	繊維 (g)	食塩 (g)
パン	215	5.9	4.8	36.9	0	3.9	0.9
エッグ	130	7.4	8.4	5.3	210	1.5	0.5
スープ煮	30	2.9	0.4	5.3	0	3.0	0.7
フルーツ	38	0.9	0.1	9.6	0	0.6	0.0
ミルク	46	3.8	1.0	5.5	6	0.0	0.2

昼

●カレールウと油の使用量を控えたカレー

区分	料理	variation	参照
主食	ライスカレー	チャーハン	p.62
副菜	海藻サラダ	きのこサラダ	
デザート	みかん	メロン	

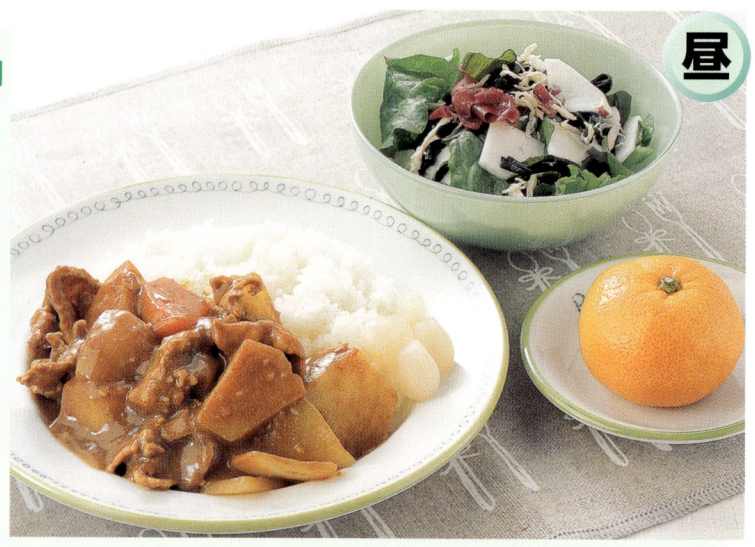

	E (kcal)	P (g)	F (g)	C (g)	Cho (mg)	繊維 (g)	食塩 (g)
ライスカレー	497	16.4	10.0	82.8	33	3.8	2.1
海藻サラダ	67	5.4	3.2	3.9	13	0.7	0.6
みかん	45	0.7	0.1	11.5	0	0.4	0.0

脂質異常症

夕

● EPAとDHAをたっぷり含むさばを使って

主食 麦ごはん
variation さつまいもごはん p.61

汁 実だくさん汁
variation かす汁

主菜 さばのみそ煮
variation 焼きぶりのおろし浸し p.65

副菜 こまつなのからし和え
variation ほうれんそうとえのきのゆず浸し

副菜 焼ききのこ
variation 土佐こんにゃく p.69

	E (kcal)	P (g)	F (g)	C (g)	Cho (mg)	繊維 (g)	食塩 (g)
麦ごはん	265	4.6	0.7	57.9	0	1.7	0.0
実だくさん	61	1.7	2.2	9.1	0	2.3	0.8
みそ煮	138	11.2	6.3	7.3	29	1.0	1.4
からし和え	15	1.8	0.2	2.1	1	1.3	0.6
焼ききのこ	12	1.8	0.2	3.4	0	2.0	0.3

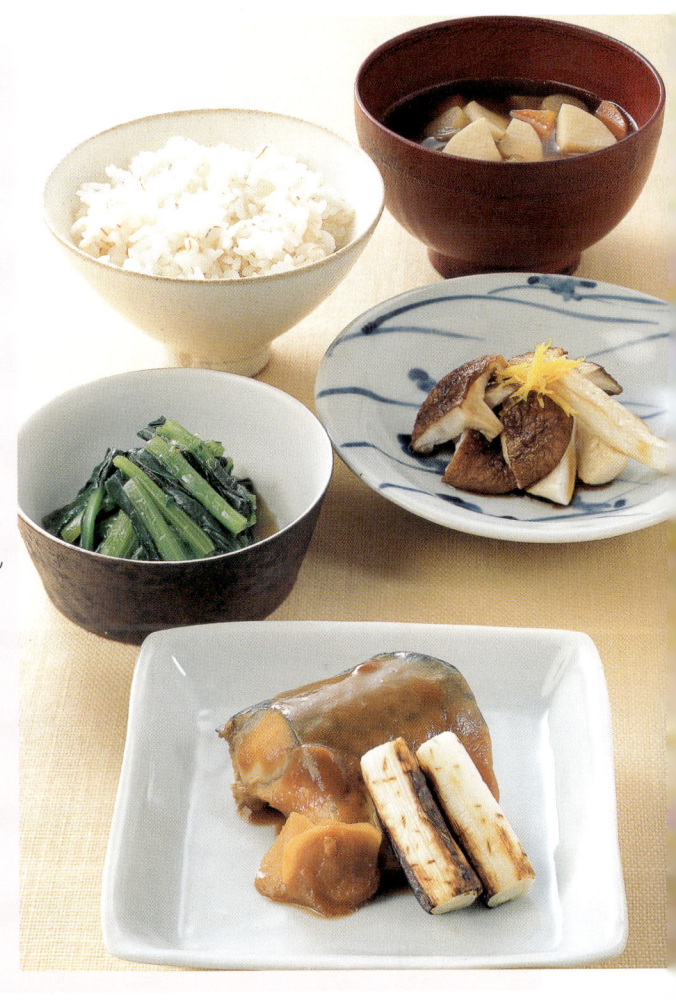

● EPA, DHAを多く含む魚介類（可食部100gあたりの各脂肪酸量（g））

EPAを多く含む食品	丸干しいわし (2.3), はまち (1.5), まいわし (1.4), さば (1.2), まだい（養殖）(1.1), 身欠きにしん (1.3), いわし（水煮缶）(0.9)
DHAを多く含む食品	丸干しいわし (2.1), はまち (1.7), まいわし (1.1), 本まぐろ (2.9), さば (1.8), まだい（養殖）(1.8), ぶり (1.8), うなぎ (13), 身欠きにしん (1.0), さわら (1.2), さんま (1.4)

間食

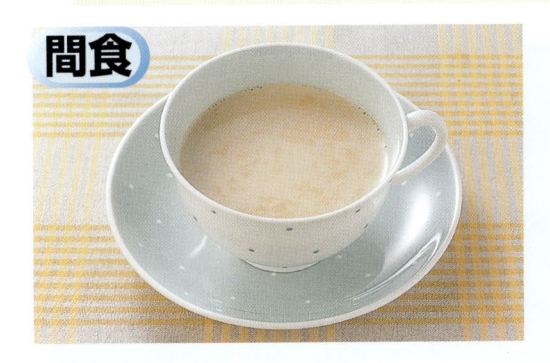

間食 ロイヤルミルクティー
variation きな粉ミルク

	E (kcal)	P (g)	F (g)	C (g)	Cho (mg)	繊維 (g)	食塩 (g)
ロイヤルミルクティー	55	4.6	1.2	6.6	7	0.0	0.2

食事計画 ｜ 献立例 3 ｜　　1,600 kcal（第1段階）

夕食を牛丼にした献立

朝

献立	1人分材料・分量（目安量）	作り方
ごはん（主食）	ごはん 150 g	
しめじとだいこんのみそ汁（汁）	だいこん 20 g だいこんの葉 2 g しめじ 10 g 赤みそ 5 g だし汁 80 g	①だいこんはせん切り，だいこんの葉はみじん切りにする。しめじは小房に分けておく。 ②鍋にだし汁を入れてだいこんを軟らかくなるまで煮たら，だいこんの葉としめじを入れる。 ③火を弱めてみそを溶き入れ，沸騰する前に火を止める。
だいずの煮物（主菜）	だいず（水煮）30 g にんじん 15 g ごぼう 15 g 乾しいたけ 0.5 g しいたけ戻し汁 40 g こんにゃく 10 g だし汁 80 g しょうゆ 4 g 砂糖 1 g さやいんげん 5 g	①にんじんは1cmの角切りにする。ごぼうもにんじんと同じ大きさに切り，水に放してあくを抜く。 ②乾しいたけは水で戻し，石づきを取って1cm角に切る。 ③こんにゃくは下ゆでしたあと，1cm角に切る。 ④さやいんげんはゆでて，1cm角に切る。 ⑤鍋にだいずと①，②，③を入れてだし汁としいたけの戻し汁を加え，中火で3〜4分煮る。砂糖としょうゆを加え，あくをすくいながら煮汁が少なくなるまで弱火で約20分煮る。 ⑥仕上がりに④を散らし，器に盛りつける。
菜の花の黄身酢和え（副菜）	菜の花 45 g 酢 3 g 塩 0.2 g みりん 2 g 砂糖 1 g だし汁 4 g 卵黄 8 g（1/2個分）	①菜の花は根元を切り落とし，鍋の沸かした熱湯に茎のかたい部分から先に入れてゆでる。水気をしぼり，4cm位の長さに切る。 ②卵はゆでて，黄身のみ取り出す。 ③ボウルに②を入れてつぶし，酢とだし汁，塩，みりん，砂糖を入れてよく混ぜる。 ④①と③を和えて器に盛る。
いちごのヨーグルトかけ（デザート）	いちご 60 g プレーンヨーグルト 100 g	①いちごはへたの部分を切り，食べやすい大きさに切り，ヨーグルトをかける。

昼

献立	1人分材料・分量（目安量）	作り方
ミニフランス（主食）	フランスパン 60 g	フランスパンは3つに切る。
さけのムニエル粉ふきいも添え（主菜）	さけ 60 g 　塩 0.8 g・こしょう（少々） 　小麦粉 3 g 油 5 g さやえんどう 10 g じゃがいも 25 g 　塩 0.2 g・こしょう（少々） パセリ・レモン（各少々）	①さやえんどうはすじを取り，色よくゆでる。レモンは薄い半月切りにする。パセリはみじん切りにして余分な水気を取る。 ②じゃがいもは8つに切ってゆでる。湯を捨て，塩とこしょうを振って，からいりして粉をふかせ，パセリを振る。 ③さけに塩，こしょうをし，5〜10分おく。水気をふき，小麦粉をまぶし，余分な粉をはらい，粉をなじませてから焼く。 ④フライパンをから焼きし，油を熱して魚を表から焼く。 ⑤皿に④を盛り，①のレモンとさやえんどう，②を添える。
根菜のホットサラダ（副菜）	にんじん 15 g，だいこん 45 g セロリー 15 g 塩 0.6 g・こしょう（少々） 白ワイン 20 g オリーブ油 3 g	①野菜は5cm長さで，太めの拍子木切りにする。 ②鍋に①を入れ，白ワイン，オリーブ油，塩，こしょうで調味し，ふたをして5分弱火で煮て，火を止めてから3分ほど蒸らし，器に盛る。

脂質異常症

脂質異常症

献立	1人分材料・分量（目安量）	作り方
かぼちゃのミルク煮 副菜	かぼちゃ 60 g 牛乳 120 g 砂糖 1 g	① かぼちゃは皮をむいて，やや小さめの一口大に切り，水でさっと洗う。 ② 鍋に①を入れ，砂糖と牛乳を加えて火にかけ，煮立ったら中火にして，軟らかくなり汁が少し残る位まで煮る。

夕

献立	1人分材料・分量（目安量）	作り方
牛丼 主食	米 60 g 押麦 15 g 水 110 g 牛肉（かたロース赤身）55 g たまねぎ 40 g しらたき 40 g しょうゆ 10 g 砂糖 8 g だし汁 50 g しょうが甘酢漬 6 g	① 牛肉は一口大に切る。 ② たまねぎは薄切りにする。 ③ しらたきは鍋に沸かした熱湯で1～2分ゆで，ざるに上げて水気をきり，食べやすい大きさに切る。 ④ 鍋にだし汁，しょうゆ，砂糖を入れて火にかけ，①と②を入れてたまねぎに味がしみるまで煮る。最後に③を加えて煮，味を含ませる。 ⑤ 丼に温かい麦ごはんを盛って④をのせ，しょうがの甘酢漬を添える。
オクラの清し汁 汁	塩蔵わかめ 20 g（湯通し後） オクラ 20 g しょうゆ 3 g だし汁 60 g	① わかめは，塩を洗い流し，水気をしぼって食べやすい長さに切る。オクラは，へたの部分を取り小口切りにする。 ② だし汁で，オクラが煮えたところに，わかめを入れひと煮立ちさせ，しょうゆで味を調える。
かぶのゆず香漬 副菜	かぶ 40 g かぶの葉 15 g 塩 0.5 g ゆずの皮（少々）	① かぶは，薄いいちょう切りにし，かぶの葉はさっとゆで，長さ1.5 cmに切る。ゆずの皮少々は細いせん切りにする。 ② ボウルに①を入れて塩を振り，全体にからめ，重しをして半日ほどおく。水気をしぼって器に盛る。
みずなとアスパラのツナサラダ 副菜	みずな 40 g アスパラガス 20 g ツナ（缶詰）25 g ゴマドレッシング 8 g マヨネーズ 5 g 塩 0.4 g こしょう（少々）	① みずなは5 cmの長さに切り，ラップをして電子レンジでしんなりするまで加熱する。 ② アスパラガスは根元のかたい部分は切り落とすか皮を薄くむき，鍋に沸かした熱湯でしんなりするまでゆで，ざるに上げて湯を切り，斜め輪切りにする。 ③ ボウルに①と②，ツナ，塩，こしょう，ゴマドレッシング，マヨネーズを入れ，全体をよく和える。

間食

献立	1人分材料・分量（目安量）	作り方
りんご	りんご 70 g	りんごは皮をむいて一口大に切る。
レモンティー	紅茶 150 g レモン汁 1 g	

1日の栄養量 （Cho＝コレステロール）

	E(kcal)	P(g)	F(g)	C(g)	Cho(mg)	食物繊維(g)	食塩(g)
朝	476	17.5	8.8	81.4	124	7.9	1.9
昼	524	25.6	16.2	65.2	50	5.7	2.8
夕	597	25.0	19.3	81.0	49	7.8	4.0
間食	40	0.3	0.1	10.5	0	1.1	0.0
計	1,636	68.3	44.4	238.0	223	22.4	8.7

P：F：C P 16.7 F 24.4 C 58.9 %

食事バランスガイド

主食 1-7（該当 5）
副菜 1-8（該当 5）
主菜 1-6（該当 3）
牛乳・乳製品 3 2 1 1 2 果物

「つ」(SV) とはサービング（食事の提供量の単位）の略

食事計画献立例3

食事計画 | 献立例 3 | 1,600 kcal（第1段階）

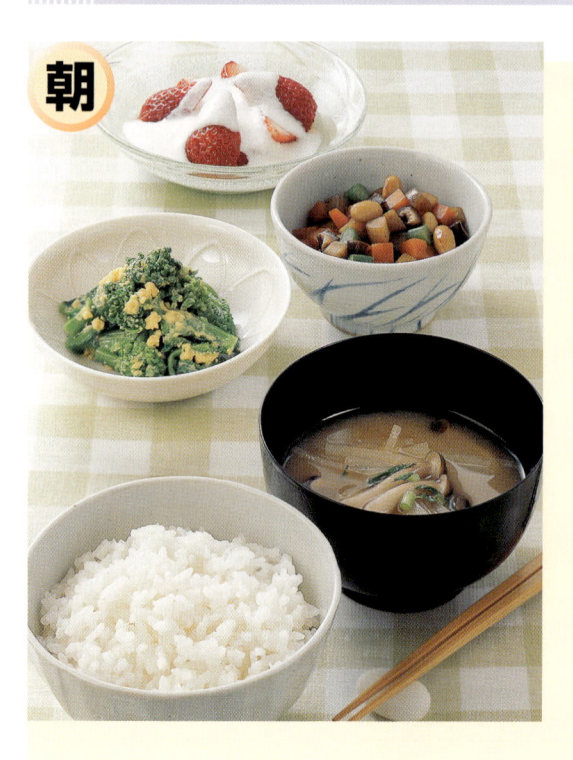

朝

●菜の花に黄酢で彩りよく

主食	ごはん
汁	しめじとだいこんのみそ汁 *variation* たまねぎと絹さやのみそ汁
主菜	だいずの煮物 *variation* おからの煮物 *p.65*
副菜	菜の花の黄身酢和え *variation* キャベツのココット *p.69*
デザート	いちごのヨーグルトかけ *variation* いちごとバナナのミルクヨーグルト *p.76*

	E (kcal)	P (g)	F (g)	C (g)	Cho (mg)	繊維 (g)	食塩 (g)
ごはん	252	3.8	0.5	55.7	0	0.5	0.0
みそ汁	16	1.1	0.4	2.4	0	0.9	0.7
煮物	71	5.2	2.1	8.5	0	3.8	0.8
黄身酢和え	55	3.3	2.8	4.8	112	1.9	0.2
いちご	82	4.1	3.1	10.0	12	0.8	0.1

昼

●ムニエルに油を使用するので，蒸し料理と組合せて

主食	ミニフランス
主菜	さけのムニエル粉ふきいも添え *variation* かつおのにんにく焼き *p.65*
副菜	根菜のホットサラダ *variation* 洋風煮なます *p.74*
副菜	かぼちゃのミルク煮 *variation* じゃがいもとにんじんのミルク煮 *p.70*

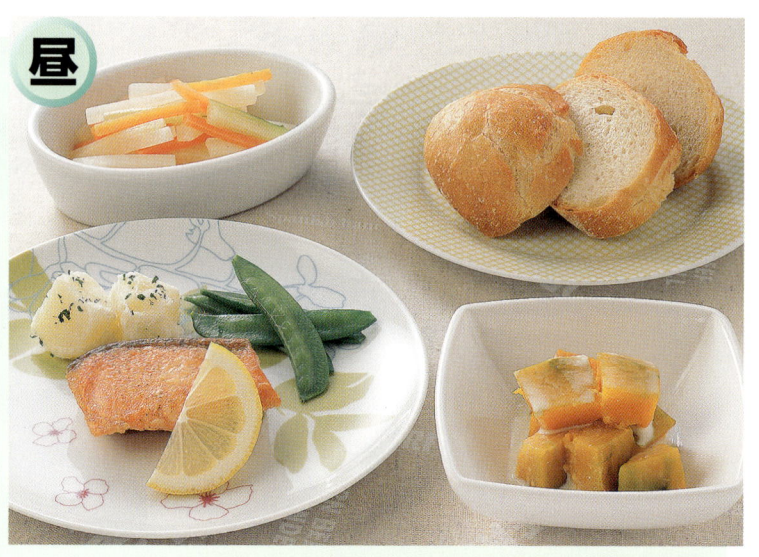

	E (kcal)	P (g)	F (g)	C (g)	Cho (mg)	繊維 (g)	食塩 (g)
ミニフランス	167	5.6	0.8	34.5	0	1.6	1.0
さけのムニエル粉ふきいも添え	159	14.3	7.6	7.5	36	0.7	1.1
根菜のホットサラダ	58	0.5	3.1	4.1	0	1.2	0.6
かぼちゃのミルク煮	139	5.1	4.7	19.1	14	2.1	0.1

脂質異常症

夕

● 脂身のない牛肉を使ってコレステロール減

主食	牛丼	*variation* ステーキ丼 p.62
汁	オクラの清し汁	*variation* 野菜スープ
副菜	かぶのゆず香漬	*variation* カリフラワーのカレー風味 p.70
副菜	みずなとアスパラのツナサラダ	*variation* 豆腐とひじきのサラダ p.70

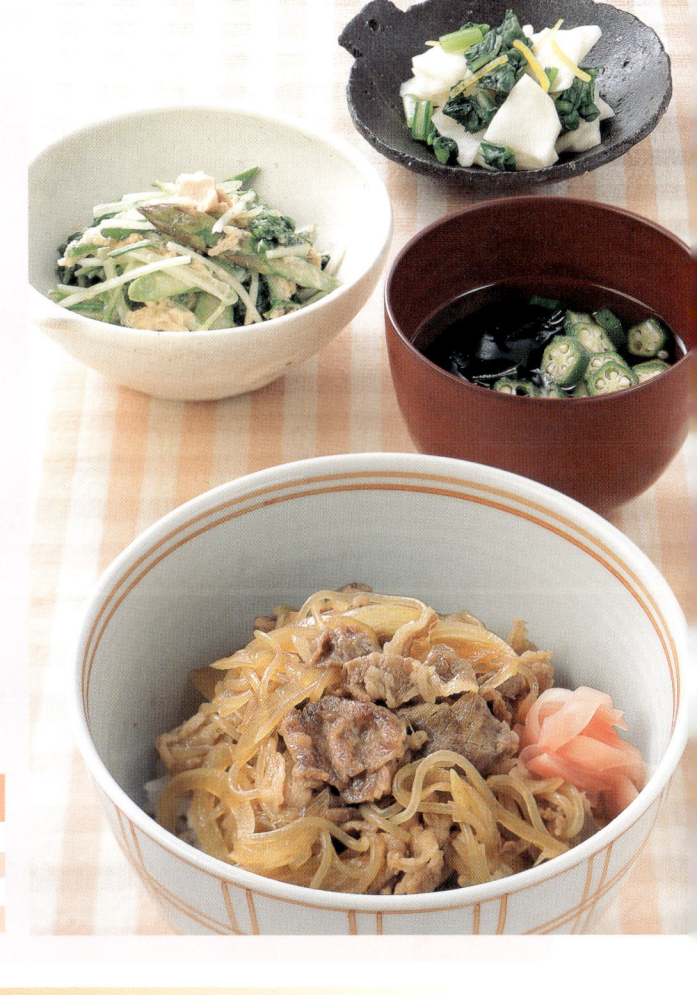

	E (kcal)	P (g)	F (g)	C (g)	Cho (mg)	繊維 (g)	食塩 (g)
牛丼	419	16.9	6.1	72.4	38	3.7	1.7
清し汁	12	1.3	0.2	2.2	0	1.6	0.8
ゆず香漬	11	0.6	0.1	2.5	0	1.0	0.5
ツナサラダ	154	6.2	13.0	3.9	11	1.6	1.0

● 肉の部位と脂肪量（100g中）

（五訂増補日本食品標準成分表より）

部位	脂質(g)	部位	脂質(g)	部位	脂質(g)
和牛・かた（赤肉）	12.2	豚・大型種・ばら（脂身つき）	34.6	若鶏・もも（皮つき）	14.0
和牛・ばら（脂身つき）	50.0	豚・大型種・ひれ（赤肉）	1.9	若鶏・もも（皮なし）	3.9
和牛・サーロイン（皮下脂肪なし）	42.5	若鶏・むね（皮つき）	11.6	若鶏・ささ身	0.8
和牛・もも（赤肉）	10.7	若鶏・むね（皮なし）	1.5	マトン・ロース（脂身つき）	17.0

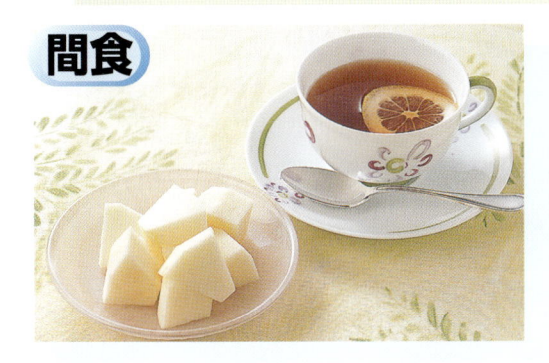

間食

間食	りんご レモンティー	*variation* りんごの赤ワイン煮 p.76

	E (kcal)	P (g)	F (g)	C (g)	Cho (mg)	繊維 (g)	食塩 (g)
りんご	38	0.1	0.1	10.2	0	1.1	0.0
レモンティー	2	0.2	0.0	0.2	0	0.0	0.0

食事計画献立例3

食事計画 ｜ 献立例 4 ｜ 1,600 kcal（高LDL-C血症）

洋食メニューにするときは，少なくとも1食は和食メニューに

	献立	1人分材料・分量（目安量）	作り方
朝	ごはん 主食	ごはん 200 g	
	おぼろ豆腐 主菜	豆乳 150 g にがり 1.5 g（豆乳の1％） しょうゆ 2 g	① 豆乳ににがりを入れ混ぜ，ラップをして電子レンジ（500 W 2分）にかける。 ② 温かいうちにしょうゆをかけて食べる。
	ひじきの煮物 副菜	ひじき 7 g 油揚げ 5 g にんじん 10 g しょうゆ 4 g 砂糖 2 g だし汁 40 g 油 4 g	① ひじきは水に浸し戻してからゆでる。 ② 油揚げは油抜きしてから短冊切り，にんじんはいちょう切りにする。 ③ だし汁に①と②を入れ，煮る。 ④ 煮汁が減ってきたら調味料を加え，煮詰める。 ⑤ 火を止め，油を加え混ぜる。
	おろし和え 副菜	だいこん 60 g きゅうり 20 g かに風味かまぼこ 5 g 合わせ酢 ｛ 酢 2 g／砂糖 1 g／しょうゆ 1 g／塩 0.2 g ｝	① だいこんは皮をむいておろす。 ② きゅうりは7〜8 mmのいちょう切りにする。かに風味かまぼこもきゅうりと同じ位の大きさに切る。 ③ 合わせ酢をつくり，だいこん，きゅうり，かに風味かまぼこと和える。

	献立	1人分材料・分量（目安量）	作り方
昼	ライ麦パン 主食	ライ麦パン 90 g	① 食べる直前に焼き，香ばしいうちに食べる。
	かじきのトマト煮 主菜	めかじき 70 g にんにく 5 g 赤とうがらし（適宜） オリーブ油 10 g ズッキーニ 50 g セロリー 20 g マッシュルーム（生）30 g トマト（缶詰・無塩）100 g ロリエ（適宜） 固形コンソメ 2 g 水 50 g 砂糖 2 g 塩 0.6 g セージ（粉）（適宜）	① にんにくはスライス，野菜は1.5 cm程度の色紙切り，マッシュルームは薄切りにする。 ② テフロン加工のフライパンにオリーブ油を入れ，焦げないように弱火でにんにくと種を取った赤とうがらしを炒め，香りを出す。 ③ かじきを入れ，表面を焼く。ズッキーニ，セロリーを入れて軽く炒める。 ④ トマト，マッシュルーム，ロリエ，コンソメ，水を加え，トマトをつぶしながら，火が通るまで煮る。 ⑤ 水分が蒸発し，煮詰まってきたら砂糖，塩，セージを入れ火を止める。
	ブロッコリーサラダ 副菜	ブロッコリー 60 g ノンオイルドレッシング 8 g	① ブロッコリーを小房に切り分け，ゆでる。 ② ざるにあけ，水には取らず広げ，あおぐなどして急冷する。 ③ 食べる直前にノンオイルドレッシングで和える。
	カフェオレ 飲み物	コーヒー 100 g Ca強化低脂肪牛乳 100 g	① 濃いめに入れたコーヒーに温めた牛乳を加える。

脂質異常症

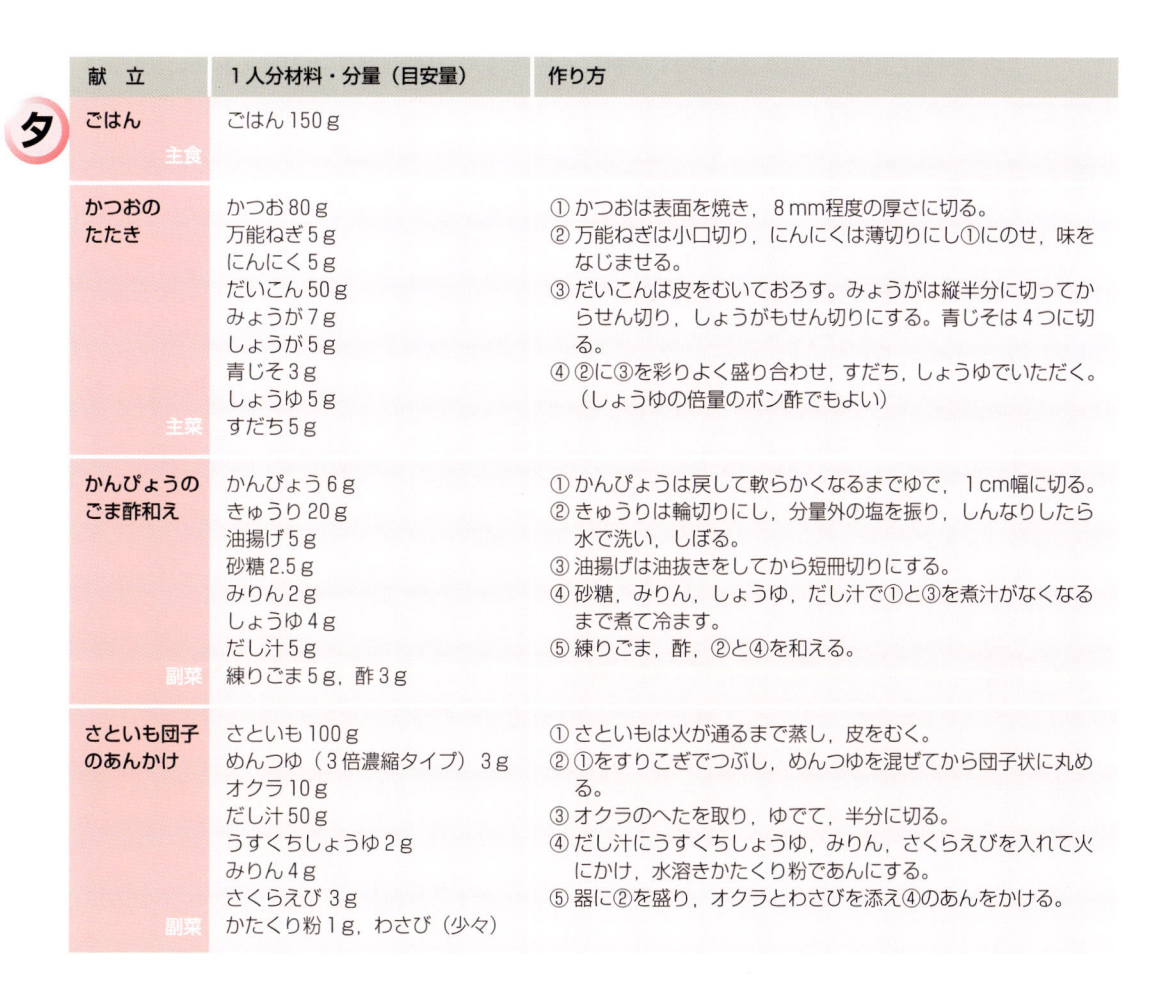

献立	1人分材料・分量（目安量）	作り方
夕 ごはん **主食**	ごはん 150g	
かつおの たたき **主菜**	かつお 80g 万能ねぎ 5g にんにく 5g だいこん 50g みょうが 7g しょうが 5g 青じそ 3g しょうゆ 5g すだち 5g	①かつおは表面を焼き，8mm程度の厚さに切る。 ②万能ねぎは小口切り，にんにくは薄切りにし①にのせ，味をなじませる。 ③だいこんは皮をむいておろす。みょうがは縦半分に切ってからせん切り，しょうがもせん切りにする。青じそは4つに切る。 ④②に③を彩りよく盛り合わせ，すだち，しょうゆでいただく。（しょうゆの倍量のポン酢でもよい）
かんぴょうの ごま酢和え **副菜**	かんぴょう 6g きゅうり 20g 油揚げ 5g 砂糖 2.5g みりん 2g しょうゆ 4g だし汁 5g 練りごま 5g, 酢 3g	①かんぴょうは戻して軟らかくなるまでゆで，1cm幅に切る。 ②きゅうりは輪切りにし，分量外の塩を振り，しんなりしたら水で洗い，しぼる。 ③油揚げは油抜きをしてから短冊切りにする。 ④砂糖，みりん，しょうゆ，だし汁で①と③を煮汁がなくなるまで煮て冷ます。 ⑤練りごま，酢，②と④を和える。
さといも団子 のあんかけ **副菜**	さといも 100g めんつゆ（3倍濃縮タイプ）3g オクラ 10g だし汁 50g うすくちしょうゆ 2g みりん 4g さくらえび 3g かたくり粉 1g, わさび（少々）	①さといもは火が通るまで蒸し，皮をむく。 ②①をすりこぎでつぶし，めんつゆを混ぜてから団子状に丸める。 ③オクラのへたを取り，ゆでて，半分に切る。 ④だし汁にうすくちしょうゆ，みりん，さくらえびを入れて火にかけ，水溶きかたくり粉であんにする。 ⑤器に②を盛り，オクラとわさびを添え④のあんをかける。

献立	1人分材料・分量（目安量）	作り方
間食 グレープ フルーツ	グレープフルーツ 150g	

1日の栄養量 （Cho＝コレステロール）

	E(kcal)	P(g)	F(g)	C(g)	Cho(mg)	食物繊維(g)	食塩(g)
朝	511	13.9	9.5	91.1	1	5.2	1.6
昼	557	30.3	18.5	69.3	56	10.8	3.6
夕	543	32.7	5.7	87.5	69	7.5	2.1
間食	57	1.4	0.2	14.4	0	0.9	0.0
計	1,668	78.2	33.8	262.3	126	24.5	7.3

P：F：C　P 18.8　F 18.3　C 63.0　%

S：M：P ＝ 2.0：4.9：3.1
飽和脂肪酸（S）：一価不飽和脂肪酸（M）：多価不飽和脂肪酸（P）の比率の算出方法
飽和脂肪酸（または一価不飽和脂肪酸,または多価不飽和脂肪酸）／（飽和脂肪酸＋一価不飽和脂肪酸＋多価不飽和脂肪酸）×10

食事バランスガイド

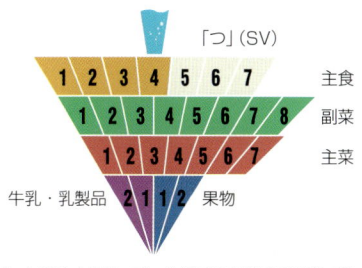

主食 4（SV）
副菜 5
主菜 3
牛乳・乳製品 2
果物 2

「つ」(SV)とはサービング（食事の提供量の単位）の略

食事計画献立例4

食事計画｜献立例 4　　1,600 kcal（高LDL-C血症）

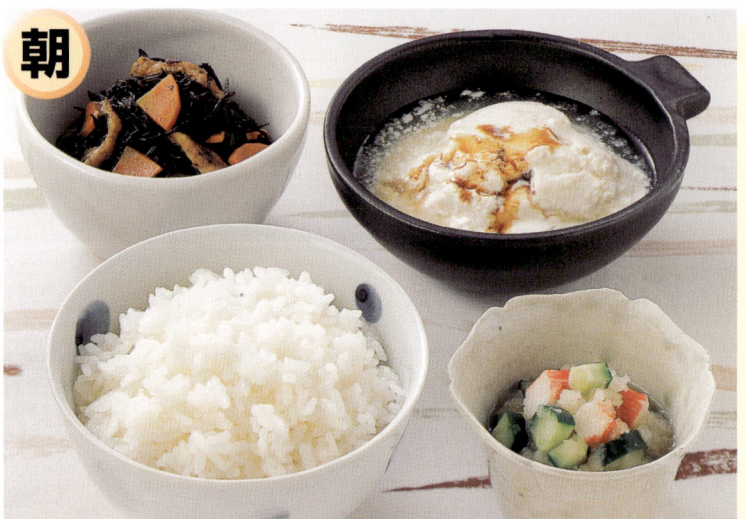

朝

● できたての豆腐は，うす味でもおいしく食べられます

主食	ごはん
主菜	おぼろ豆腐　*variation*　焼き魚
副菜	ひじきの煮物　*variation*　ほうれんそうとゼンマイのナムル　*p.71*
副菜	おろし和え　*variation*　もやしとにらのポン酢和え　*p.71*

	E (kcal)	P (g)	F (g)	C (g)	Cho (mg)	繊維 (g)	食塩 (g)
ごはん	336	5.0	0.6	74.2	0	0.6	0.0
おぼろ豆腐	70	5.6	3.0	4.9	0	0.3	0.3
ひじきの煮物	81	2.2	5.8	7.3	0	3.3	0.9
おろし和え	23	1.1	0.1	4.7	1	1.0	0.5

昼

● 油を使ったおかずには，パンにバターをぬらず焼きたてを食べます

主食	ライ麦パン
主菜	かじきのトマト煮　*variation*　だいず入りカポナータ　*p.66*
副菜	ブロッコリーサラダ　*variation*　とうもろこし入りコールスロー　*p.71*
飲み物	カフェオレ　*variation*　ミルク寒天　*p.76*

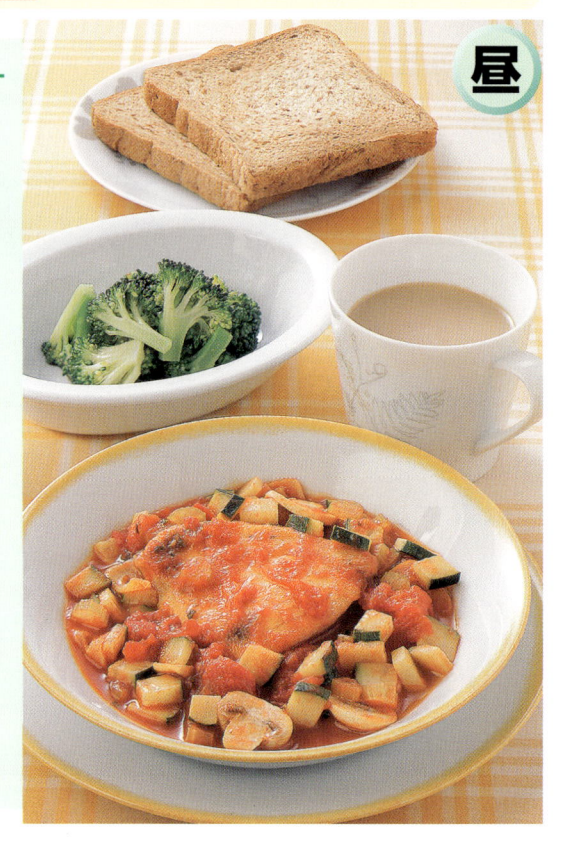

	E (kcal)	P (g)	F (g)	C (g)	Cho (mg)	繊維 (g)	食塩 (g)
ライ麦パン	238	7.6	2.0	47.4	0	5.0	1.1
トマト煮	243	15.9	15.2	11.3	50	3.1	1.6
ブロッコリー	26	2.8	0.3	4.4	0	2.7	0.7
カフェオレ	50	4.0	1.0	6.2	6	0.0	0.2

| | | 脂質異常症 |

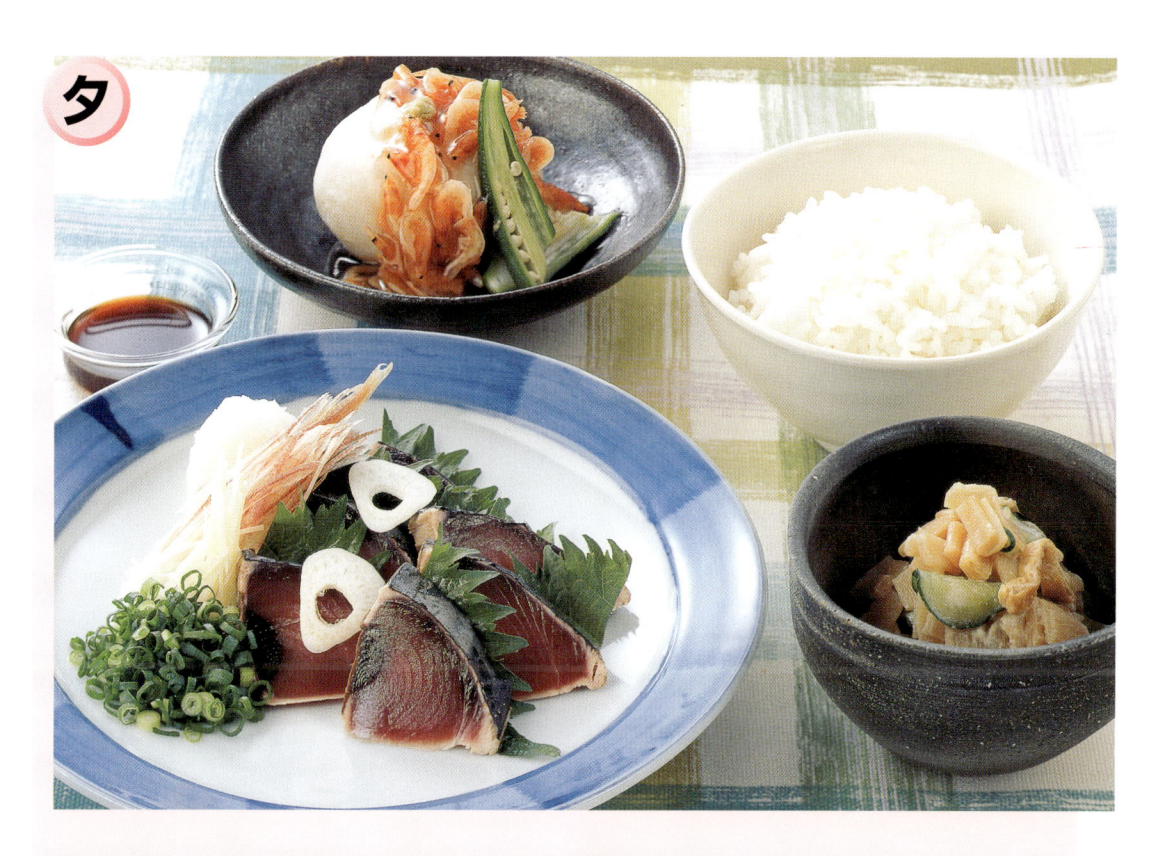

夕

● 春かつおは脂が少なめ。薬味をたっぷり添えましょう

主食	ごはん
主菜	かつおのたたき *variation* たこの南蛮煮　p.66
副菜	かんぴょうのごま酢和え *variation* わかめのさっと煮　p.72
副菜	さといも団子のあんかけ *variation* 昆布とさつまいもの煮物　p.72

	E (kcal)	P (g)	F (g)	C (g)	Cho (mg)	繊維 (g)	食塩 (g)
ごはん	252	3.8	0.5	55.7	0	0.5	0.0
かつお	116	21.9	0.6	5.3	48	1.5	0.8
ごま酢和え	86	2.9	4.4	9.5	0	2.7	0.6
さといも	89	4.2	0.3	17.1	21	2.8	0.8

間食

| 間食 | グレープフルーツ |

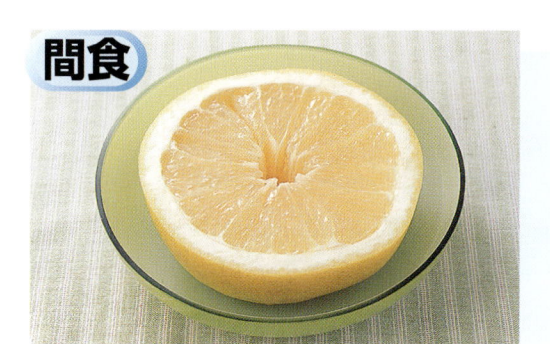

	E (kcal)	P (g)	F (g)	C (g)	Cho (mg)	繊維 (g)	食塩 (g)
グレープフルーツ	57	1.4	0.2	14.4	0	0.9	0.0

食事計画献立例4

食事計画 献立例 5　　1,600 kcal（高LDL-C血症）

昼食にパスタ，夕食は中華風の油をコントロールした献立

朝

献立	1人分材料・分量（目安量）	作り方
ごはん（主食）	ごはん 200 g	
とろろ昆布としらすの吸い物（汁）	とろろ昆布 3 g しらす干し 3 g 万能ねぎ 3 g しょうゆ 4 g 熱湯 150 g	① 万能ねぎは小口切りにする。 ② お椀に材料すべてを入れ，熱湯を注ぐ。
かき菜と豚肉の和え物（主菜）	かき菜 70 g 豚肉（もも脂なし）35 g うすくちしょうゆ 6 g 砂糖 1 g 粉からし（適宜） 黒こしょう（少々）	① 豚肉は一口大に切る。 ② 湯を沸かし，かき菜をゆでる。火が通り過ぎないように注意し，ゆで上げたら広げて冷ます。3 cm位に切る。 ③ 同じ湯で豚肉をゆでる。 ④ ボウルに調味料を入れ，豚肉，かき菜の順に和える。
かぼちゃの煮物（副菜）	かぼちゃ 90 g しょうゆ 2 g みりん 3 g だし汁 30 g	① かぼちゃはわた，種を除き一口大に切る。 ② だし汁にみりんを入れ，落しぶたをしてかぼちゃを煮る。 ③ かぼちゃが軟らかくなったらしょうゆを入れる。
りんご（デザート）	りんご 60 g	

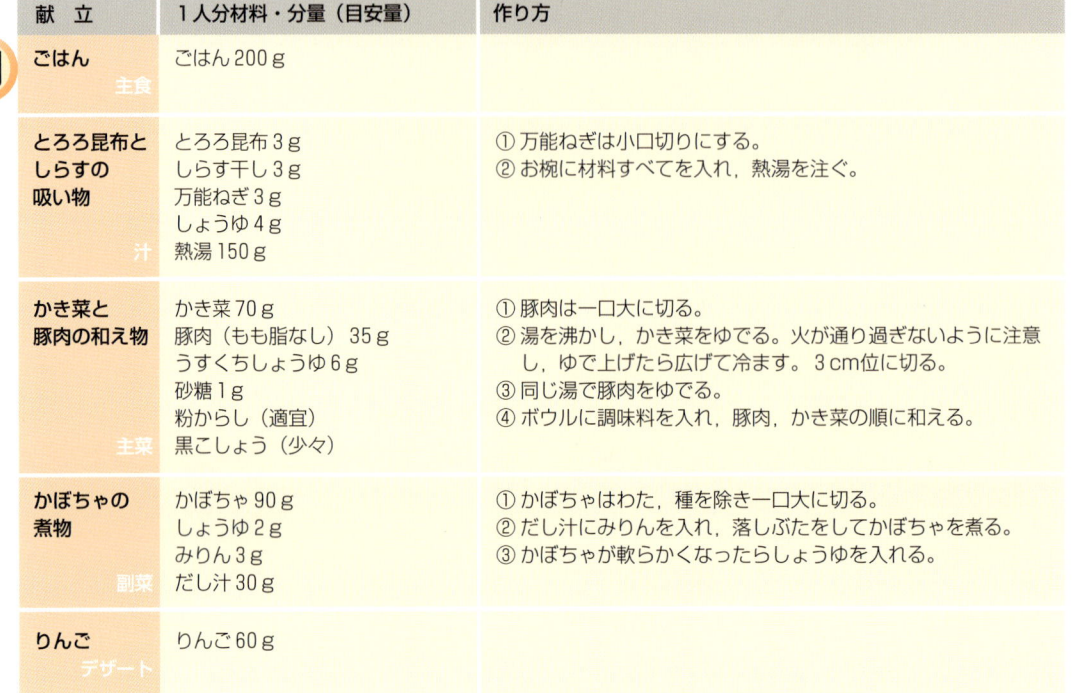

昼

献立	1人分材料・分量（目安量）	作り方
冷製トマトのパスタ（主食）	スパゲッティ 60 g トマト 80 g オリーブ油 10 g 塩 1 g 黒こしょう（少々） バジルの葉 1 g	① トマトは皮を湯むきしてへたを取りざく切りにしボウルに入れ，オリーブ油，塩，こしょうと混ぜ合わせ冷やしておく。 ② パスタをゆでる。ゆで上がったら氷水で冷やし水気をきる。 ③ ②を①と和え，器に盛りバジルの葉を添える。 ※パスタはできるだけ細いものを選ぶとよい。
野菜スープ（汁）	さやいんげん 30 g にんじん 15 g たまねぎ 30 g マッシュルーム（生）25 g 水 140 g 固形コンソメ 2 g 塩 0.3 g こしょう（少々）	① さやいんげんはすじを取って斜めの薄切り，にんじんはせん切り，たまねぎ，マッシュルームは薄切りにする。 ② 鍋に水と①を入れて軟らかくなるまで火を通す。 ③ コンソメ，塩，こしょうで味付けをして火を止める。
ベビーリーフ添えカルパッチョ（主菜）	ひらめ 50 g ベビーリーフ 20 g レモン汁 5 g オリーブ油 4 g 塩 0.2 g ピンクこしょう（粒）（少々） ケパー（少々）	① ひらめは薄くそぎ切りにする。レモンをかけてなじませておく。よくなじませることにより，うす味でもおいしく食べられる。 ② 皿にベビーリーフを敷いて①を並べる。 ③ 塩，ピンクこしょう，ケパーを散らしオリーブ油をかける。

脂質異常症

献立		1人分材料・分量（目安量）	作り方
夕	雑穀入り ごはん **主食**	米 70 g 雑穀類 7 g 水 90 g	① 精白米に1割程度の雑穀を混ぜて炊飯器で炊く。 ※炊飯器の目盛に合わせて炊いた雑穀米入りごはん150gでもよい。
	たらの卵白 炒め **主菜**	たら 70 g チンゲンサイ 90 g 油（付着分） 1 g 卵白 30 g（卵1個分） エバミルク 20 g 塩 0.5 g こしょう（適宜） 顆粒中華だし 1.5 g かたくり粉 1 g ごま油 4 g	① たらは3等分のそぎ切りにする。 ② 油大さじ1程度を入れた湯を沸かし，チンゲンサイを色つやよくゆでる。同じ湯で①のたらもさっと火を通す。 ③ ②のチンゲンサイを皿の周囲に並べる。 ④ 卵白，エバミルク，中華だし，塩，こしょう，水溶きかたくり粉を混ぜておく。 ⑤ テフロン加工のフライパンにごま油を熱し④を入れ，続いて②のたらも入れる。へらで大きくかき混ぜ，③の皿中央に盛る。
	きのこの うま煮 **副菜**	生しいたけ 40 g エリンギ 30 g しめじ 50 g さやえんどう 5 g だし汁 10 g しょうゆ 6 g みりん 8 g 酒 8 g	① さやえんどうはすじを取り，ゆでる。 ② 生しいたけ，エリンギは一口大にそぎ切り，しめじは小房に分ける。 ③ 調味料を入れただし汁で②を煮る。 ④ 器に盛り，さやえんどうを添える。
	ほうれんそう のお浸し **副菜**	ほうれんそう 80 g だし汁 5 g しょうゆ 4 g かつお節 0.5 g	① ほうれんそうは色よくゆで，水に取りしぼる。5cm程度に切る。 ② だし汁としょうゆを合わせ，①と和える。 ③ 器に盛りかつお節をかける。

献立		1人分材料・分量（目安量）	作り方
間食	オレンジ ヨーグルト	オレンジ 70 g プレーンヨーグルト 70 g	① オレンジは皮・薄皮を除き一口大に切ってヨーグルトと和える。

1日の栄養量 （Cho＝コレステロール）

	E(kcal)	P(g)	F(g)	C(g)	Cho(mg)	食物繊維(g)	食塩(g)
朝	552	19.3	3.3	110.7	30	8.5	2.2
昼	458	20.5	16.7	54.9	28	4.9	2.4
夕	509	29.3	8.6	79.2	48	9.0	3.1
間食	71	3.2	2.2	10.3	8	0.6	0.1
計	1,590	72.4	30.7	255.0	114	22.9	7.8

P：F：C　P 18.2　F 17.4　C 64.4　％

S：M：P ＝ 2.5：5.5：2.0（SMP比は，p.49参照）

食事バランスガイド

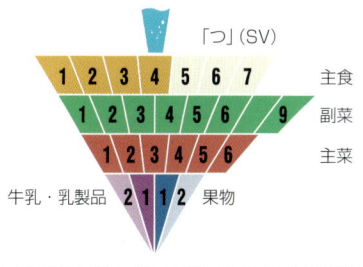

主食 3
副菜 4
主菜 3
牛乳・乳製品 2　果物 2

「つ」(SV) とはサービング（食事の提供量の単位）の略

食事計画｜献立例 5　　1,600 kcal（高LDL-C血症）

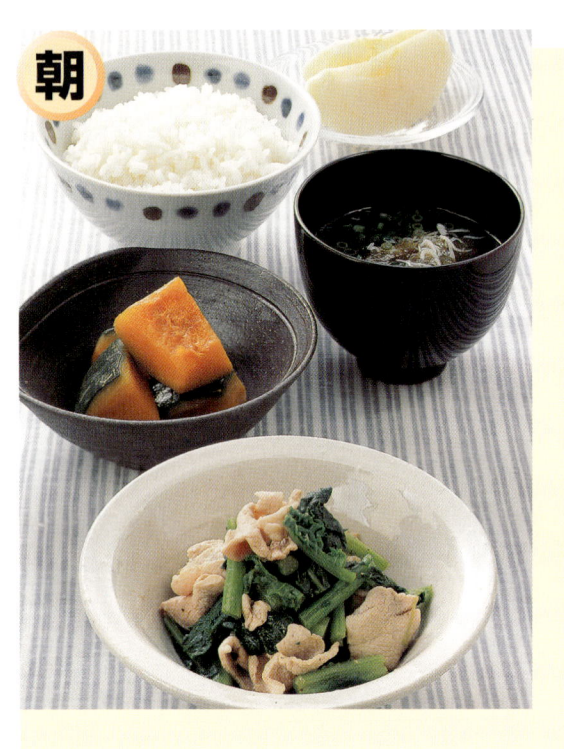

朝

●豚肉は赤身肉を使い，動物性脂肪の摂取を控えます

主食	ごはん	
汁	とろろ昆布としらすの吸い物 *variation*　なめたけ	*p.73*
主菜	かき菜と豚肉の和え物 *variation*　いり豆腐	
副菜	かぼちゃの煮物 *variation*　オクラとやまいもの梅和え	*p.72*
デザート	りんご	

	E (kcal)	P (g)	F (g)	C (g)	Cho (mg)	繊維 (g)	食塩 (g)
ごはん	336	5.0	0.6	74.2	0	0.6	0.0
吸い物	11	1.3	0.1	2.1	7	0.9	0.9
和え物	82	10.9	2.2	5.6	23	2.9	1.0
煮物	91	2.0	0.3	20.0	0	3.2	0.3
りんご	32	0.1	0.1	8.8	0	0.9	0.0

昼

●パスタには野菜のおかずを添えます

主食	冷製トマトのパスタ *variation*　さんしょう風味のゆばごはん *p.63* とトマトサラダ	
汁	野菜スープ *variation*　野菜の甘酢漬 *p.73*	
主菜	ベビーリーフ添えカルパッチョ *variation*　ほたてときのこのホイル包み *p.66*	

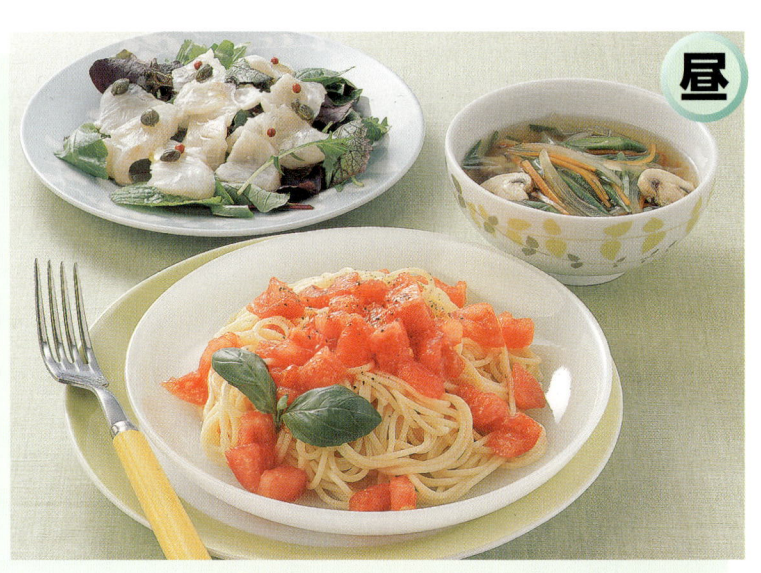

	E (kcal)	P (g)	F (g)	C (g)	Cho (mg)	繊維 (g)	食塩 (g)
冷製トマトのパスタ	334	8.4	11.4	47.1	0	2.5	1.0
野菜スープ	31	1.8	0.2	6.9	0	2.1	1.2
ベビーリーフ添えカルパッチョ	92	10.4	5.1	0.9	28	0.4	0.2

脂質異常症

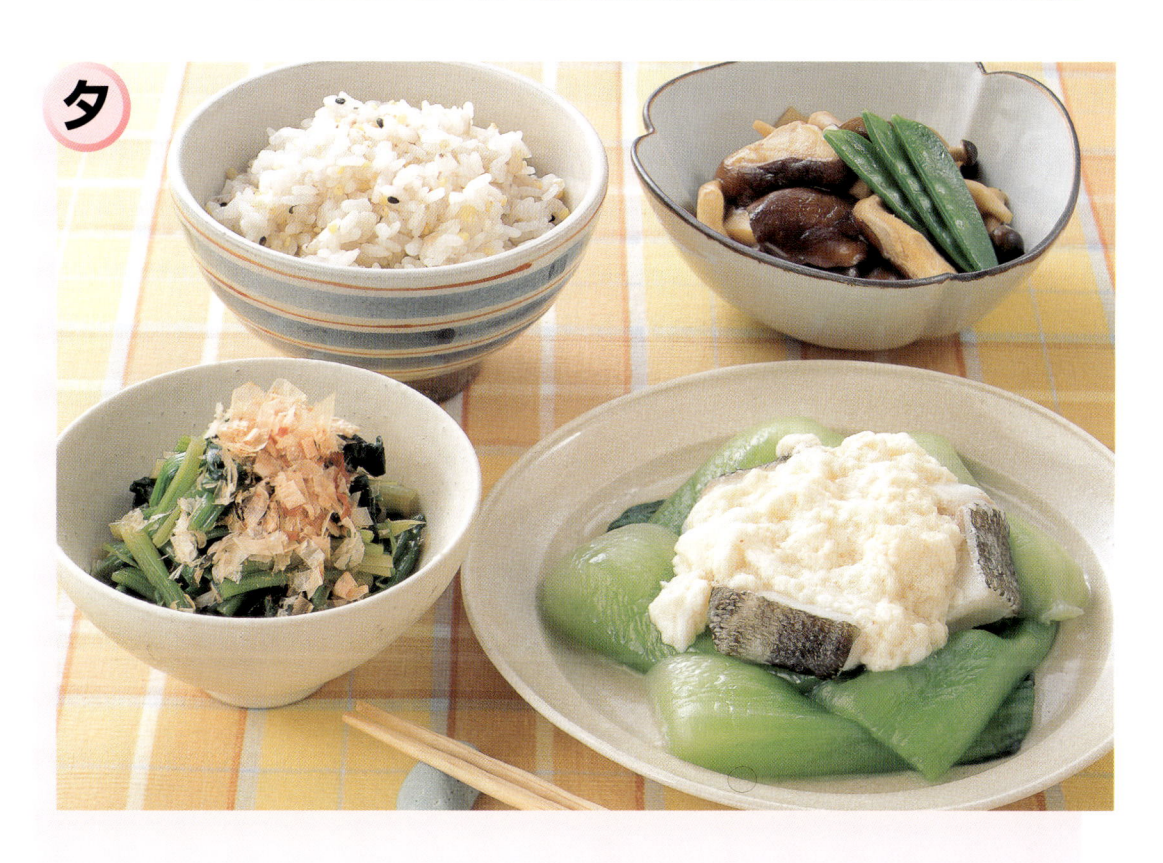

夕

● 卵の白身を使って低脂肪，低コレステロール

主食	雑穀入りごはん *variation* ひじきの炊き込みごはん p.63
主菜	たらの卵白炒め *variation* 鶏肉のクリーム煮 p.67
副菜	きのこのうま煮 *variation* 洋風煮なます p.74
副菜	ほうれんそうのお浸し *variation* もずくときゅうりの酢の物 p.74

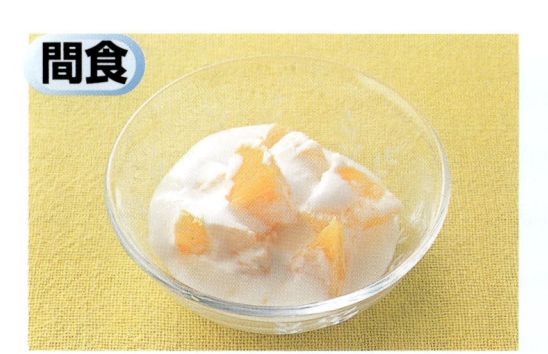

	E (kcal)	P (g)	F (g)	C (g)	Cho (mg)	繊維 (g)	食塩 (g)
雑穀入り	273	4.8	0.8	59.3	0	1.0	0.0
たらの卵白	158	17.7	6.8	5.5	47	1.1	1.6
うま煮	58	4.4	0.6	11.5	0	4.7	0.9
お浸し	21	2.5	0.3	2.9	1	2.2	0.6

間食

| 間食 | オレンジヨーグルト |

	E (kcal)	P (g)	F (g)	C (g)	Cho (mg)	繊維 (g)	食塩 (g)
オレンジヨーグルト	71	3.2	2.2	10.3	8	0.6	0.1

食事計画献立例5

食事計画 | 献立例 6

1,600 kcal（高TGが持続する場合）

食物繊維たっぷりの夏の献立

朝

献立	1人分材料・分量（目安量）	作り方
だいずごはん （主食）	胚芽米 70 g 水 85 g だいず 15 g 酒 5 g だし昆布（適宜）	①だいずはフライパンでからいりし，水（分量外）に漬けておく。漬ける時間は最低30分～1時間。前夜に漬けてもよい。 ②胚芽米を水に入れ浸漬しておく。酒を入れる（酒を含めた水加減は釜の目盛に対し通常でよい）。だし昆布も一緒に入れておく。 ③①のだいずの水気をきって②に入れ，炊飯器で炊く。
かぶと こまつなの みそ汁 （汁）	かぶ 70 g こまつな 30 g だし汁 120 g 甘みそ 8 g	①こまつなは色よく，ゆで過ぎないように注意してゆで，3 cm長さに切る。 ②かぶは，葉を1 cm程度残し皮をむき，縦に切る。 ③だし汁にかぶを入れて煮る。 ④火が通ったら，こまつな，甘みそを入れて火を止める。
五目きんぴら （副菜）	ごぼう 30 g にんじん 15 g こんにゃく（白）20 g 生しいたけ 10 g いんげん 10 g しょうゆ 6 g みりん 3 g だし汁 60 g オリーブ油 4 g 一味とうがらし（適宜）	①いんげんはすじを取りゆで，5 cm程度の長さの斜め切りにしておく。 ②ごぼうはささがき，にんじんは太めのせん切り，こんにゃくはあく抜きをしてからせん切り，生しいたけもせん切りにする。 ③だし汁で②を煮る。 ④歯ざわりが残る程度に煮えたら調味料を入れて煮詰める。 ⑤火を止める直前に①のいんげんと一味とうがらしを加えて混ぜる。 ⑥火を止めてからオリーブ油を加えて和える。
キウイ （デザート）	キウイ 80 g	キウイは皮をむいてくし形に切る。

昼

献立	1人分材料・分量（目安量）	作り方
フルーツと チーズの サンドイッチ （主食）	フランスパン 70 g マーガリン 15 g カッテージチーズ （裏ごしタイプ）45 g 干しぶどう 4 g アーモンドスライス 5 g りんご 20 g パインアップル 25 g	①フランスパンは3等分の斜め切りにし，さらにサンドする部分の切れ目を入れ，マーガリンをぬる。 ②カッテージチーズを3等分し，それぞれパンの間に挟む。 ③干しぶどうとアーモンドスライス，りんご，パインアップルを②のパンに入れ，3種類のサンドイッチをつくる。
にんじんと ささ身の サラダ （副菜）	にんじん 80 g 鶏肉（ささ身）40 g りんご酢 10 g オリーブ油 7 g 塩 0.4 g 黒こしょう（適宜） リーフレタス 10 g	①にんじんはせん切りにして器に入れる。分量内の3 gのオリーブ油と和え，ラップをかけ電子レンジで軽く加熱し，冷ます。 ②残りのオリーブ油（4 g），りんご酢，塩，こしょうでドレッシングをつくる。 ③鶏肉ささ身をゆで，手で裂き熱いうちに②と和える。 ④①と③を合わせ，レタスを敷いた皿に盛る。
ミルクティ （飲み物）	紅茶 100 g Ca強化低脂肪牛乳 70 g	①香りよく，紅茶を入れる。牛乳はレンジで温める。 ②紅茶に牛乳を入れる。

脂質異常症

献立	1人分材料・分量（目安量）	作り方
夕 ごはん **主食**	ごはん 120 g	
ゴーヤ チャンプル **主菜**	ゴーヤ 100 g 木綿豆腐 100 g 豚肉（もも）40 g オリーブ油 5 g ごま油 3 g 和風だしの素 1.5 g 塩 0.4 g しょうゆ 5 g 卵 25 g かつお節 2 g	① 豆腐は重しをのせて水きりをする。 ② ゴーヤは 0.5 mm 程度に薄切りに切る。 ③ 豚肉は，一口大に切る。 ④ テフロン加工のフライパンにオリーブ油を入れ豚肉を炒める。 ⑤ 豆腐は手でくずしながらフライパンに入れる。 ⑥ ゴーヤを入れ，途中フライパンのふたをして蒸しながら，しんなりするまで炒める。 ⑥ だしの素，塩，しょうゆ，ごま油で味付け，溶いた卵を入れ混ぜる。 ⑦ 皿に盛り，かつお節をかける。
糸こんにゃくの明太子和え **副菜**	糸こんにゃく（白）50 g 酒 3 g 明太子 20 g	① 糸こんにゃくはゆで，あく抜きをする。 ② 鍋に明太子と調味料・こんにゃくを入れ，からいりする。
わかめの酢の物 **副菜**	生わかめ 40 g きゅうり 25 g 塩 0.2 g みょうが 5 g しょうが 5 g 砂糖 2 g 酢 6 g だし汁 7 g	① わかめは塩抜きをしたあと，さっとゆでる。3 cm 程度の長さに切る。 ② きゅうりは半月の薄切りして塩を振り，しんなりしたらしぼる。 ③ みょうが，しょうがはせん切りにする。 ④ 調味料を合わせ，①②③と和える。

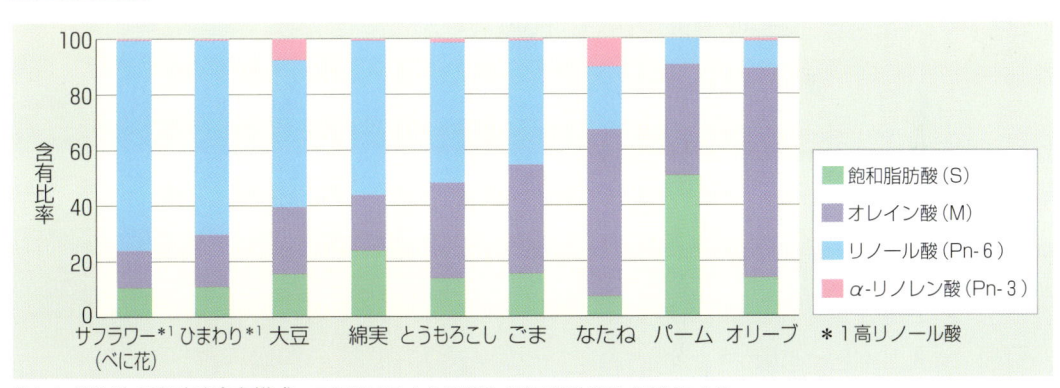

おもな植物油の脂肪酸含有構成　五訂増補日本食品標準成分表脂肪酸組成表編による

凡例：飽和脂肪酸（S），オレイン酸（M），リノール酸（Pn-6），α-リノレン酸（Pn-3）
サフラワー*1（べに花），ひまわり*1，大豆，綿実，とうもろこし，ごま，なたね，パーム，オリーブ　*1高リノール酸

1日の栄養量

	E(kcal)	P(g)	F(g)	C(g)	Cho(mg)	食物繊維(g)	食塩(g)
朝	465	14.1	9.0	81.7	0	10.1	1.6
昼	595	26.4	26.0	63.5	41	5.4	2.4
夕	526	29.9	18.6	58.0	192	6.5	3.8
計	1,587	70.5	53.6	203.2	232	22.0	7.7

P：F：C　P 17.8　F 30.4　C 51.8　%

食事バランスガイド

主食 1 2 3 4 5 6 7
副菜 1 2 3 4 5 6 7
主菜 1 2 3 4 5 6
牛乳・乳製品 2 1　1 2 果物

「つ」（SV）とはサービング（食事の提供量の単位）の略

食事計画献立例6

食事計画｜献立例 6

1,600 kcal
（高TGが持続する場合）

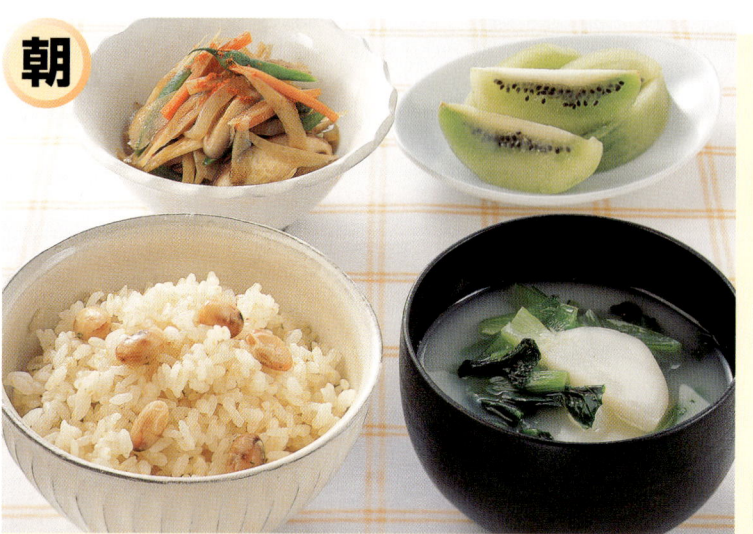

朝

●大豆は抗酸化物質，食物繊維が豊富です

主食	だいずごはん *variation* だいずとツナの炊き込みごはん *p.63*
汁	かぶとこまつなのみそ汁 *variation* ほたての沢煮風 *p.76*
副菜	五目きんぴら *variation* ピーマンとセロリーのきんぴら *p.74*
デザート	キウイ

	E (kcal)	P (g)	F (g)	C (g)	Cho (mg)	繊維 (g)	食塩 (g)
だいずごはん	316	9.9	4.3	57.2	0	3.5	0.0
かぶとこまつなのみそ汁	37	1.8	0.5	7.1	0	2.0	0.6
五目きんぴら	80	1.9	4.2	9.3	0	3.1	0.9
キウイ	32	0.6	0.1	8.1	0	1.5	0.0

昼

●低脂肪のカッテージチーズを使ったサンドイッチ

主食	フルーツとチーズのサンドイッチ *variation* ライ麦パンとかじきのハーブ焼き *p.67*
副菜	にんじんとささ身のサラダ *variation* 焼きピーマンと鶏肉のマリネ
デザート	ミルクティ

	E (kcal)	P (g)	F (g)	C (g)	Cho (mg)	繊維 (g)	食塩 (g)
サンドイッチ	422	13.9	17.9	51.8	10	3.2	1.8
サラダ	140	9.8	7.4	7.8	27	2.2	0.5
ミルクティ	33	2.8	0.7	4.0	4	0.0	0.1

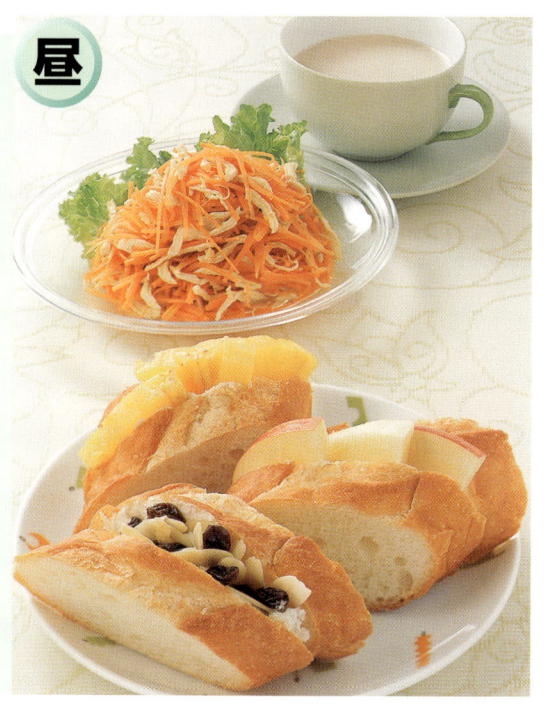

脂質異常症

夕

● 肉・卵は極端に制限せず，適量をとります

主食 ごはん

主菜 ゴーヤチャンプル
variation ガルバンゾと夏野菜のカレー p.67

副菜 糸こんにゃくの明太子和え
variation きのこの和え物 p.75

副菜 わかめの酢の物
variation ひじきの彩りサラダ p.75

	E (kcal)	P (g)	F (g)	C (g)	Cho (mg)	繊維 (g)	食塩 (g)
ごはん	202	3.0	0.4	44.5	0	0.4	0.0
ゴーヤ	274	21.5	17.3	6.6	136	3.0	1.9
明太子和え	31	4.3	0.7	2.2	56	1.5	1.1
酢の物	19	1.1	0.2	4.6	0	1.7	0.8

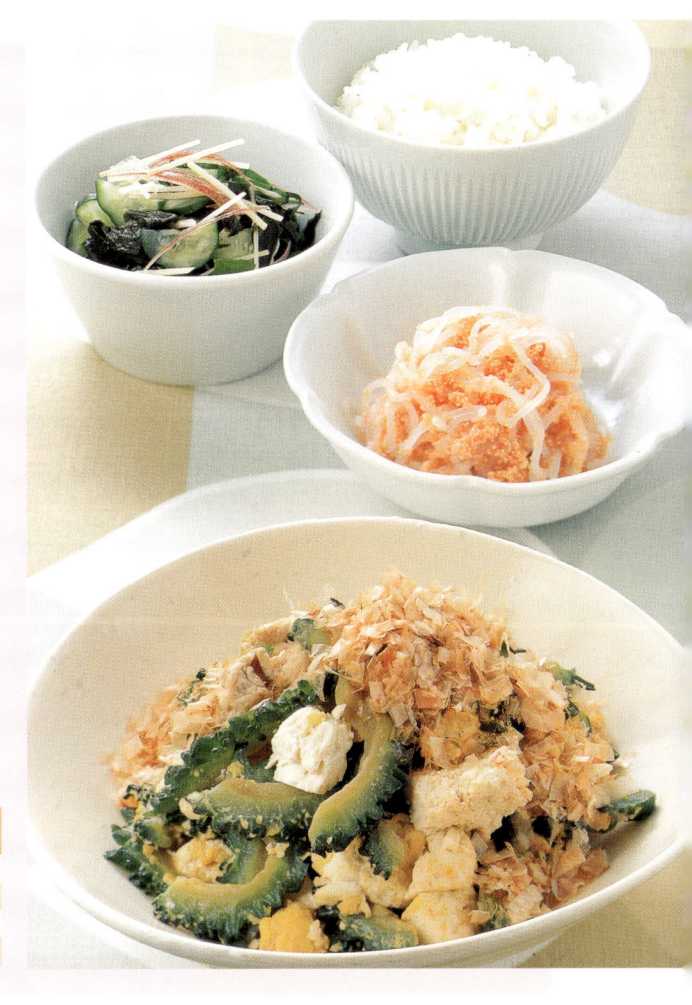

● 脂質の割合とエネルギー

魚介類

脂質		
21%以上	たちうお / さんま / まぐろとろ	
20%以下	さば / いわし / はまち（養殖） / うなぎ（養殖）	
10%以下	はも / まだい（天然） / かます / さけ / さわら	
5%以下	あゆ（天然） / ほたるいか / まあじ / あまだい / ひらめ（養殖）	
2%以下	たら / きす / いか / かき / まぐろ赤身 / わかさぎ	

エネルギー（kcal/100g） 100 200 300 400

肉類

脂質		
21%以上	ウインナーソーセージ / 牛ばら（脂身つき） / 豚ばら / ベーコン	
20%以下	ロースハム / 鶏手羽肉 / 鶏もも（皮つき） / 豚ひき肉 / 豚かたロース（皮下脂肪なし） / 牛ひき肉 / 牛かたロース（脂身つき）	
10%以下	牛もも（脂身つき） / 豚もも（脂身つき） / 豚もも（皮下脂肪なし） / 牛かたロース（赤肉） / 鶏ひき肉	
5%以下	鶏ささ身 / 鶏もも（皮なし） / 鶏むね（皮なし） / 豚ヒレ肉 / 牛かた（赤肉） / 牛もも（赤肉） / 牛ヒレ肉	

エネルギー（kcal/100g） 100 200 300 400

食事計画献立例6

組合せ料理例

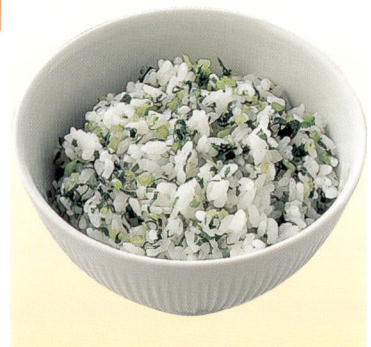

主食

菜めし

材料・分量（目安量）

米	70 g	だいこんの葉	20 g
水	100 g	塩	0.3 g
酒	5 g		

作り方
① 米は洗って水気をきり，分量の水に30分漬けておく。
② ①に酒を加えて普通に炊く。
③ だいこんの葉は中心の軟らかい部分を選び，さっとゆでる。水に漬けて冷まし，水気をしぼって細かく刻む。
④ 蒸らしたごはんに③と塩を混ぜる。

E(kcal)	P(g)	F(g)	C(g)	Cho(mg)
260	4.7	0.7	55.3	0
食物繊維(g)	1.2	食塩(g)	0.3	

●だいこんの葉をゆでたらよく水気をしぼります。

くりごはん

材料・分量（目安量）

もち米	30 g	酒	3 g
米	30 g	塩	0.3 g
昆布だし汁	80 g	しょうゆ	2 g
くり	25 g		

作り方
① もち米と米は洗って水気をきり，分量の昆布だし汁に30分漬けておく。
② くりは皮をむく。
③ 炊飯器に①に酒と調味料，むきくりを入れて普通に炊く。

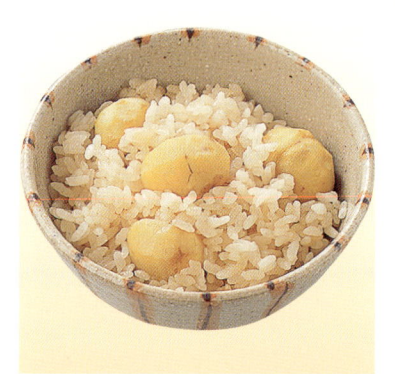

E(kcal)	P(g)	F(g)	C(g)	Cho(mg)
262	4.6	0.7	56.6	0
食物繊維(g)	1.4	食塩(g)	0.7	

●食塩量を調整する場合は，塩やしょうゆを減らします。

コーンフレーク

材料・分量（目安量）

コーンフレーク	50 g	牛乳	80 g
いちご	25 g		

作り方
① いちごはへたの部分を切り，2〜3cm角に切る。
② 器にコーンフレークといちごを盛り，牛乳をかける。

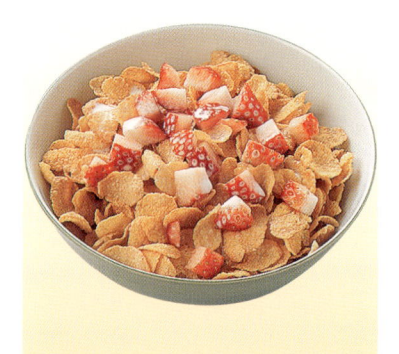

E(kcal)	P(g)	F(g)	C(g)	Cho(mg)
253	6.8	3.9	47.8	10
食物繊維(g)	1.6	食塩(g)	1.1	

●果実の中では低エネルギーのいちごで，彩りよくします。

さつまいもごはん

材料・分量（目安量）

米	55 g	さつまいも	50 g
水	90 g		
だし昆布	5 cm 角1枚		
塩	0.3 g		

作り方
① 米は洗ってざるに上げて水気をきり，炊飯器に入れて分量の水を入れる。さらに塩，汚れをふいただし昆布を加えて30分間おく。
② さつまいもは皮をむき，約1 cm角に切って水にさらしてあくを抜く。
③ ①の炊飯器に②を加えて炊く。炊き上がったら，約15分蒸らし，昆布を取り出し，全体をサックリと混ぜて器に盛る。

● さつまいもの皮は厚めにむきます。

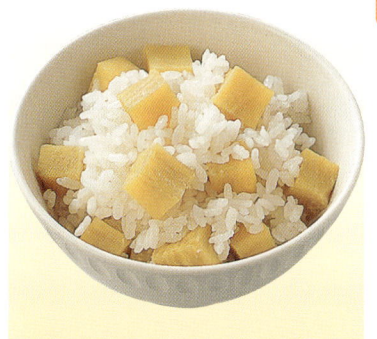

E(kcal)	P(g)	F(g)	C(g)	Cho(mg)
265	4.0	0.6	59.0	0
食物繊維(g)	1.4	食塩(g)	0.5	

海鮮がゆ

材料・分量（目安量）

米	35 g	たい（刺し身用）	15 g
水	220 g	だいこん	40 g
ほたて干し貝柱	2 g	だいこんの葉	5 g
中華だしの素	1 g	長ねぎ	3 g

作り方
① だいこんは5 mm角に切る。貝柱は水で戻しておく。ねぎは白髪ねぎにする。
② 厚手の鍋に米と分量の水・貝柱を漬け汁ごと入れて火にかけ，中火にかける。沸騰したら中華だしの素，だいこんを加えて混ぜ，ふたをして吹きこぼれない程度の弱火で30分煮る。
③ 止め際に，小口切りのだいこんの葉を加える。
④ 器に盛って，薄く切ったたいの刺し身と白髪ねぎをのせる。

● かゆの中にだいこんを多く入れ，より低エネルギーに。

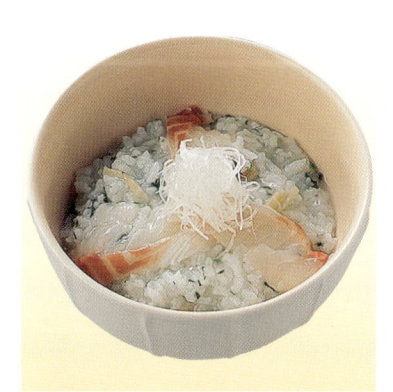

E(kcal)	P(g)	F(g)	C(g)	Cho(mg)
172	7.1	2.1	29.7	14
食物繊維(g)	1.0	食塩(g)	0.6	

さといもごはん

材料・分量（目安量）

米	60 g	さといも	40 g
水	80 g	豚肉（もも）	10 g
酒	5 g	油揚げ	5 g
しょうゆ	5 g	にんじん	10 g
		さやえんどう	2 g

作り方
① 米は洗って炊飯器に入れて分量の水を入れる。
② さといもは厚めの半月切り，豚肉・油揚げ，にんじんは薄い短冊切りにする。
③ ①の炊飯器に②と調味料を加えて炊く。炊き上がったら，すぐふたを開けて，全体を軽く混ぜて器に盛る。
④ 茶碗に盛ったら，ゆでてせん切りにしたさやえんどうをのせる。

● さといもは煮くずれしやすいので厚めに切ります。

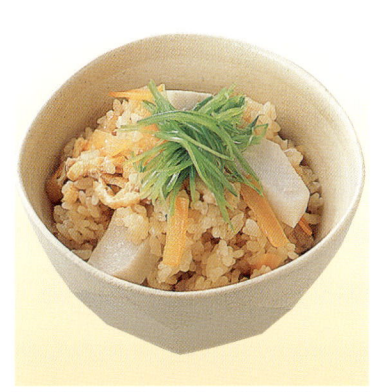

E(kcal)	P(g)	F(g)	C(g)	Cho(mg)
282	7.9	2.6	53.5	7
食物繊維(g)	1.6	食塩(g)	0.7	

組合せ料理例

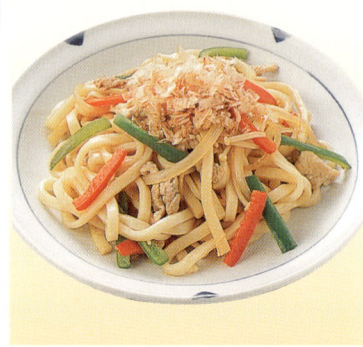

主食

焼きうどん

材料・分量（目安量）

ゆでうどん	200 g	しょうゆ	9 g
豚肉（ロース赤身）	40 g	塩	0.2 g
えのきたけ	30 g	こしょう	（少々）
たまねぎ	20 g	酒	15 g
ピーマン	15 g	油	4 g
赤ピーマン	15 g	かつお節	1 g

作り方

① 豚肉は，3〜4cm長さに切る。
② えのきたけは石づきを切り落としてほぐし，たまねぎは薄切りにする。2種類のピーマンは種を除いて縦にせん切りにする。
③ フライパンに油を熱し，たまねぎと肉を炒め，肉の色が変わったら，えのきたけとピーマンを加て炒める。うどんをほぐしながら炒め合わせ，しょうゆ，塩，こしょう，酒で調味する。
④ 器に盛り，かつお節をのせる。

●野菜はせん切りにして，うどんと和えやすくします。

E(kcal)	P(g)	F(g)	C(g)	Cho(mg)
355	17.1	7.2	50.9	26
食物繊維(g)	3.7	食塩(g)	2.1	

チャーハン

材料・分量（目安量）

ごはん	150 g	焼豚	60 g
長ねぎ	25 g	油	5 g
にんじん	25 g	しょうゆ	4 g
乾しいたけ	3 g	塩	0.3 g
えだまめ	10 g	黒こしょう	（少々）

作り方

① 長ねぎとにんじんは5〜7mmの色紙切りにする。
② 乾しいたけは，水に漬けて戻し，軸を切って5〜7mmの色紙切りにする。
③ えだまめはゆでて豆をさやから取り出しておく。
④ 焼豚は5〜7mm角に切る。
⑤ 鍋を熱して油を回し入れ，①を入れて炒める。
⑥ ⑤に温かいごはんと②，③，④を加え，切るように混ぜ合わせて炒める。しょうゆと塩，こしょうを振って味を調える。

●温かいごはんを炒めます。

E(kcal)	P(g)	F(g)	C(g)	Cho(mg)
439	17.7	11.2	66.0	28
食物繊維(g)	3.4	食塩(g)	2.3	

ステーキ丼

材料・分量（目安量）

米	60 g	長ねぎ	10 g	油	3 g
押し麦	15 g	にんにく	0.5 g	酒	10 g
水	110 g	まいたけ	40 g	しょうゆ	12 g
牛肉（ヒレ赤身）	60 g	ししとうがらし	6 g	みりん	8 g
塩0.5g 黒こしょう（少々）				砂糖	3 g

作り方

① 長ねぎとにんにくはみじん切りにする。
② まいたけはばらし，ししとうがらしは縦に1本切り込みを入れておく。
③ 鍋に油を熱し，塩，こしょうした肉を焼く。
④ 肉を取り出してから，まいたけとししとうがらしを炒め，酒を加えて蒸し焼きにして取り出す。
⑤ ④のフライパンで①を炒め，しょうゆ，みりん，砂糖を加える。
⑥ ⑤に肉と④を戻して味をからめる。
⑦ 肉を切り，麦ごはん（作り方p.36）に肉と野菜をのせ，鍋の汁も肉にかける。

●まいたけやししとうがらしでボリュームアップします。

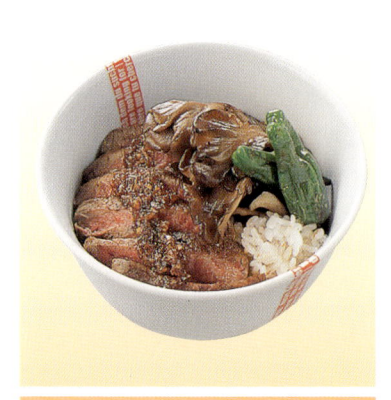

E(kcal)	P(g)	F(g)	C(g)	Cho(mg)
434	19.3	7.0	68.9	37
食物繊維(g)	3.6	食塩(g)	2.3	

さんしょう風味のゆばごはん

材料・分量（目安量）

米	70g	うすくちしょうゆ	4g
だし昆布	（適宜）	生ゆば	20g
水	80g	ちりめんさんしょう	7g

作り方
① 米は洗って分量通りの水加減にし，だし昆布を入れて浸漬しておく。
② 炊く直前に生ゆば，うすくちしょうゆを入れて炊き上げる。
③ 炊き上がったらちりめんさんしょうを加え，全体を混ぜてから茶碗に盛る。

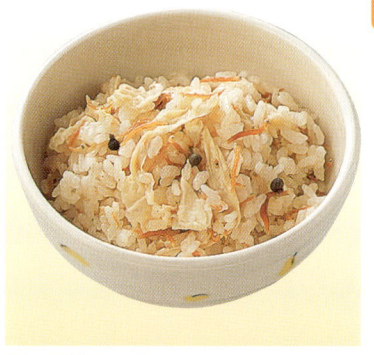

● さんしょうの香りを利かせることで，うす味でもおいしくいただけます。

E(kcal)	P(g)	F(g)	C(g)	Cho(mg)
306	10.1	3.8	55.1	14
食物繊維(g)	0.5	食塩(g)	0.7	

ひじきの炊き込みごはん

材料・分量（目安量）

胚芽米	70g	ひじき	5g
だし汁	80g	鶏肉（ひき肉）	10g
（炊き込み分調味料）		油	1g
酒	5g	酒	5g
みりん	4g	しょうゆ	2g
しょうゆ	3g	だし汁	30g
		万能ねぎ	10g

作り方
① 米は炊飯器の釜でだし汁に漬けておく。
② ひじきはたっぷりの水に漬けて戻し，さっとゆでる。
③ 鍋に油を入れ，ひき肉を炒める。火が通ったら②と調味料，だし汁を加えて水分がなくなるまでいり煮する。
④ ①に③と炊き込み分の調味料を加え，炊飯器で炊く。
⑤ 炊き上がったら1cmに切った万能ねぎを加え，全体を混ぜ茶碗に盛る。

● 味付けごはんにするときは，おかずの食塩をうす味にします。

E(kcal)	P(g)	F(g)	C(g)	Cho(mg)
311	8.4	3.4	58.8	8
食物繊維(g)	3.3	食塩(g)	1.0	

だいずとツナの炊き込みごはん

材料・分量（目安量）

胚芽米	80g	うすくちしょうゆ	3g
だし汁	100g	塩	0.3g
だいず（缶詰）	25g	万能ねぎ	2g
ツナ（缶詰）	40g		
にんじん	30g		
しょうが	7g		

作り方
① 米は炊飯器の釜でだし汁に漬けておく。
② にんじんはいちょう切り，しょうがはせん切りにする。ツナは水気をきる。
③ 万能ねぎ以外の材料を炊飯器に入れて炊く。
④ 炊き上がったら全体を混ぜ茶碗に盛り，小口切りにした万能ねぎを散らす。

● だいずは缶詰を利用することで，いつでも手軽に使えます。

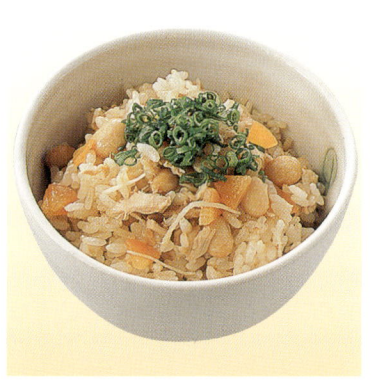

E(kcal)	P(g)	F(g)	C(g)	Cho(mg)
375	16.7	4.4	65.8	14
食物繊維(g)	3.7	食塩(g)	1.3	

組合せ料理例

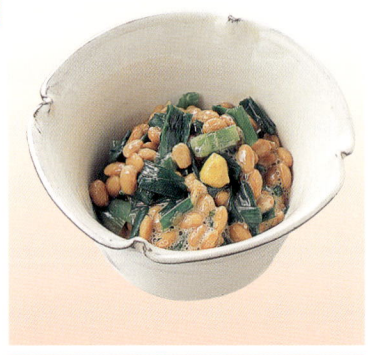

主菜

にら納豆

材料・分量（目安量）

納豆	40 g	しょうゆ	3 g
にら	25 g	だし汁	3 g
		練りからし	(少々)

作り方

① にらは熱湯に入れてさっとゆで，水に取り，しぼってからみじん切りにする。
② 器に納豆と①を混ぜたら，さらにだし汁で割ったしょうゆを加えて混ぜ，練りからしを添える。

E(kcal)	P(g)	F(g)	C(g)	Cho(mg)
87	7.3	4.1	6.1	0
食物繊維(g)	3.4	食塩(g)	0.4	

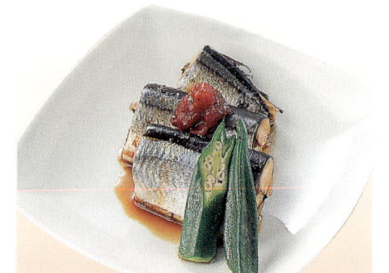

●にらは，よくしぼって水気をきってからみじん切りにします。

さんまの梅干し煮

材料・分量（目安量）

さんま	60 g	酢	5 g
梅干し（調味漬）	5 g	砂糖	2 g
しょうが	5 g	だし汁	60 g
しょうゆ	4 g	オクラ	10 g
酒	10 g		

作り方

① さんまは，頭を切り落とし，内臓を出し，腹の中をよく洗う。水気をふき，3つに切る。しょうがは，薄切りに切る。
② 鍋に，だし汁と調味料，梅干し，しょうがを入れて強火にかけ，ひと煮立ちしたところに①を並べる。落としぶたをし，強めの中火で10～13分煮る。途中，ときどき煮汁を回しかける。汁気がなくなったら水を少量ずつ足していく。
③ 器に②を盛り，梅干しの果肉をほぐして上にのせる。ゆでたオクラを付け合わせ，煮汁をかける。

E(kcal)	P(g)	F(g)	C(g)	Cho(mg)
219	12.0	14.8	5.3	40
食物繊維(g)	0.7	食塩(g)	1.2	

●さんまを煮汁に入れるタイミングは，煮立ったときに。

たまごのカップ焼き

材料・分量（目安量）

卵	50 g	パセリ	(少々)
たまねぎ	10 g	ケチャップ	4 g
スイートコーン（ホール・缶詰）		アスパラガス	40 g
	20 g	マヨネーズ	3 g
粉チーズ	2 g		

作り方

① たまねぎと，パセリはみじん切りにする。
② 卵と①，スイートコーン，粉チーズをボウルに入れて混ぜる。
③ ハードタイプのアルミカップに，②を入れる。オーブントースターで約5～7分焼く。
④ 器に盛り，ケチャップをかけ，ゆでたアスパラガスにマヨネーズを添える。

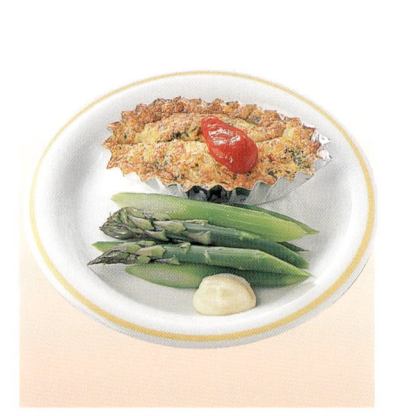

E(kcal)	P(g)	F(g)	C(g)	Cho(mg)
140	8.7	8.2	7.4	214
食物繊維(g)	1.6	食塩(g)	0.6	

●竹串を刺して卵液がかたまっていれば焼き上がりです。

焼きぶりのおろし浸し

材料・分量（目安量）
ぶり	45 g	しょうゆ	3 g
塩	0.5 g	だし汁	30 g
だいこん	50 g	万能ねぎ	1 g
		しょうが	3 g

作り方
① ぶりに塩をして，グリルで焼く。
② だいこん・しょうがはおろしておく。万能ねぎは小口切りにする。
③ 鍋にだし汁，しょうゆ，だいこんを入れて煮て，①を加えて再沸騰させる。
④ ③を皿に盛り，しょうが，ねぎを添える。

● ぶりは，焦げ色がつく程度に焼きます。

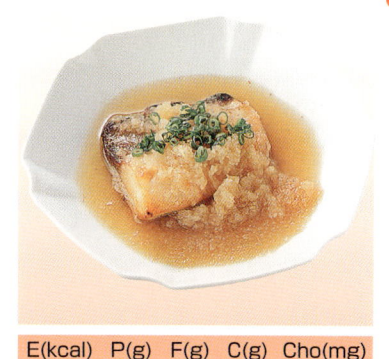

E(kcal)	P(g)	F(g)	C(g)	Cho(mg)
129	10.3	8.0	2.7	32
食物繊維(g)	0.7	食塩(g)	1.0	

おからの煮物

材料・分量（目安量）
おから	40 g	しょうゆ	5 g
にんじん	10 g	砂糖	2 g
乾しいたけ	0.5 g	酒	2 g
油揚げ	3 g	さくらえび	2 g
だし汁	40 g	長ねぎ	10 g
しいたけの戻し汁	40 g		

作り方
① にんじんは2cm長さの細切りにし，長ねぎは3～4mmの小口切りにする。
② 乾しいたけは水で戻し，石づきを取って細切りにする。
③ 油揚げは熱湯をかけ，長さ2cmの短冊切りにする。
④ 鍋にだし汁としいたけの戻し汁，しょうゆ，砂糖，酒，にんじん，しいたけ，油揚げを入れて中火にかけ2～3分煮る。そこにおからを加え，ふたをして弱火で中まで火を通し，仕上げはふたを取り，中火で焦げつかないように炒りつける。そこへさくらえびと①の長ねぎを加えて混ぜ，火を止める。

● 汁気がなくなりしっとり仕上がったらさくらえびと長ねぎを加えます。

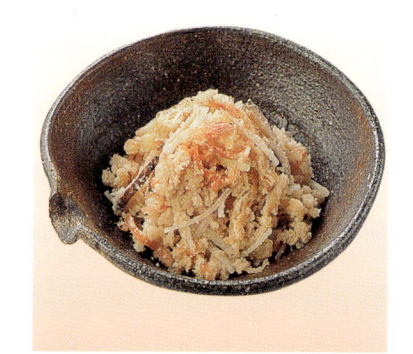

E(kcal)	P(g)	F(g)	C(g)	Cho(mg)
86	5.1	2.6	10.5	14
食物繊維(g)	5.3	食塩(g)	0.8	

かつおのにんにく焼き

材料・分量（目安量）
かつお（刺し身用）	60 g	長ねぎ 10 g，万能ねぎ	3 g
しょうゆ	4 g	だいこん	30 g
にんにく	2 g	たれ{しょうゆ2g・酢2g	
小麦粉	3 g	みりん1g・酒1g}	
油	5 g	七味とうがらし（お好みで少々）	

作り方
① かつおは1.5cm厚さのそぎ切りにし，しょうゆ4gと薄切りにしたにんにくを合わせたバットに並べ，5～6分おく。
② 長ねぎは5cm長さに切り，縦に切り目を入れ中心の軸を取り，せん切りにして水にさらす。万能ねぎは小口切りにし，だいこんはおろして水気を軽くきる。
③ フライパンに油を熱し，①の汁気をきり，小麦粉を全体にまぶして焼く。
④ ③に①のつけ汁をにんにくごと加えてふたをし，火を弱めて2～3分間蒸し焼きにする。器に盛り，焼汁にたれを加えて煮詰めてかけ，②のねぎを盛り合わせ，だいこんおろしを添える。

● 両面が焼けたところで，汁をジャーッと回しかけます。

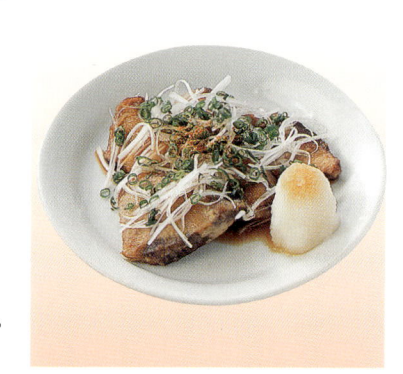

E(kcal)	P(g)	F(g)	C(g)	Cho(mg)
146	16.5	5.4	6.3	36
食物繊維(g)	0.9	食塩(g)	0.9	

主菜

組合せ料理例

組合せ料理例

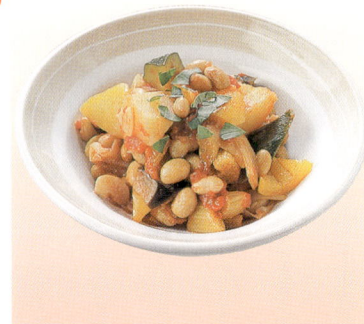

主菜

だいず入りカポナータ

材料・分量（目安量）

長ねぎ	40 g	にんにく	3 g
なす	30 g	だいず（水煮）	50 g
ズッキーニ	30 g	ホールトマト（缶詰・無塩）	80 g
黄ピーマン	20 g	塩	1.2 g
セロリー	20 g	黒こしょう	（少々）
じゃがいも	30 g	砂糖	2 g
オリーブ油	10 g	バジルの葉	（適宜）

作り方

① ねぎは縦半分にしてから2 cm長さに切る。なすは乱切りにして水にさらす。ほかの野菜は1.5 cm程度の乱切り、にんにくは薄切りにする。
② 鍋にオリーブ油を入れ、焦げないように弱火でにんにくを炒め香りを出す。
③ 野菜を入れ炒める。
④ だいず、トマト、蒸発分程度の水を入れ、トマトをへらでつぶしながら調味料を入れ煮込む。器に盛り、バジルの葉をちぎってのせる。

● 炒めるときに、なす、ズッキーニは油を吸うので最後に入れます。

E(kcal)	P(g)	F(g)	C(g)	Cho(mg)
243	9.1	13.7	22.6	1
食物繊維(g)	7.5	食塩(g)	1.5	

たこの南蛮煮

材料・分量（目安量）

ゆでたこ	70 g	酢	10 g
れんこん	50 g	うすくちしょうゆ	5 g
だし汁	50 g	赤とうがらし	（適宜）
酒	4 g	みょうが	7 g
みりん	4 g	さやいんげん	12 g
砂糖	2 g		

作り方

① たこはぶつ切りにする。れんこんは皮をむき一口大の乱切りにする。
② さやいんげんはすじを取ってゆで、斜め3つに切る。
③ 調味料と種を取ったとうがらしを強火で煮立てて、たこを入れる。
④ たこにさっと火が通ったら、弱火にしてゆっくり煮込む。
⑤ たこが軟らかくなったら、れんこんを入れる。歯ざわりを残して煮る。
⑥ 器に盛り②のいんげんを添え、せん切りにしたみょうがを天盛りする。

● たこはコレステロールが多いが、タウリンも含む。適量にします。

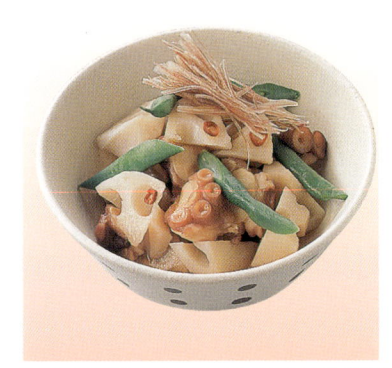

E(kcal)	P(g)	F(g)	C(g)	Cho(mg)
134	17.0	0.6	13.2	105
食物繊維(g)	1.4	食塩(g)	1.3	

ほたてときのこのホイル包み

材料・分量（目安量）

ほたて貝柱	50 g	まいたけ	30 g
オリーブ油	4 g	しめじ	20 g
にんじん	20 g	しょうゆ	4 g
アスパラガス	40 g	レモン（果汁）	3 g
エリンギ	30 g		

作り方

① にんじんはせん切り、アスパラガスは斜め切り、エリンギは軸を縦半分にしてから繊維を切るように5 mm程度の厚さに斜めに切る。まいたけ、しめじは小房に分ける。
② テフロン加工のフライパンにオリーブ油を熱し貝柱の表面を焼く。エリンギも軽く炒める。この時点では中まで火が通らなくてもよい。
③ ホイルに貝柱、野菜、きのこ類を並べて包み、オーブンで蒸し焼きする。
④ しょうゆ、レモンをしぼっていただく。

● ホイル焼きは蒸し焼き状態なので、油を最低限におさえられます。

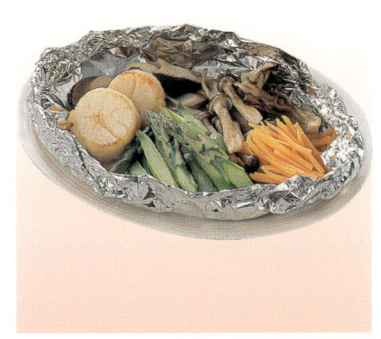

E(kcal)	P(g)	F(g)	C(g)	Cho(mg)
121	13.2	4.6	10.5	17
食物繊維(g)	4.1	食塩(g)	0.8	

鶏肉のクリーム煮

材料・分量（目安量）

鶏肉（むね皮なし）	50 g	にんじん	30 g
塩	0.1 g	めキャベツ	25 g
こしょう	（少々）	固形コンソメ	2 g
小麦粉	4 g	水	70 g
油	3 g	エバミルク	40 g
マッシュルーム（生）	20 g	塩	0.8 g

作り方
① マッシュルームは薄切り，にんじんは輪切り，めキャベツはゆでてから縦半分に切る。
② 鶏肉は一口大に切って塩，こしょうを振り，小麦粉をまぶす。
③ 油を熱し鶏肉の表面を焼き，コンソメ，水，マッシュルーム，にんじんを入れて煮込む。
④ 火が通ったらめキャベツ，エバミルク，塩を入れ，全体がなじんだら火を止めて盛り付ける。

●エバミルクは低脂肪でこくも出るので，生クリームの代替によい。

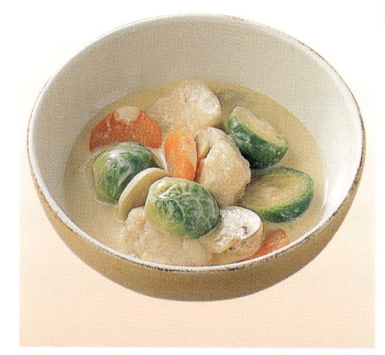

E(kcal)	P(g)	F(g)	C(g)	Cho(mg)
184	16.5	7.2	14.0	46
食物繊維(g)	2.6	食塩(g)	2.0	

かじきのハーブ焼き

材料・分量（目安量）

めかじき	50 g	赤とうがらし	（適宜）
塩	0.2 g	オリーブ油	3 g
こしょう	（少々）	白ワイン	8 g
えのきたけ	30 g	塩	0.5 g
生しいたけ	20 g	イタリアンパセリ（乾燥）	（少々）
にんにく	5 g	オレガノ（乾燥）	（少々）

作り方
① かじきまぐろは1.5cm角に切り，塩，こしょうを振る。
② えのきたけは根元を切ってから1/2長さ，しいたけは1/4に切る。
③ にんにくはみじん切り，赤とうがらしは小口切りにする。
④ テフロン加工のフライパンにオリーブ油を熱し赤とうがらし，にんにくを入れ香りを出す。①のかじきの表面を焼き，きのこ類を入れ，ワインを振り入れふたをして蒸し焼きにする。
⑤ きのこ類がしんなりしたら塩を入れ，ハーブをまぶす。

●ハーブは最後に入れて香りを引き立たせます。

E(kcal)	P(g)	F(g)	C(g)	Cho(mg)
121	10.9	6.6	4.8	36
食物繊維(g)	2.2	食塩(g)	0.8	

ガルバンゾと夏野菜のカレー

材料・分量（目安量）

ごはん	120 g	ガルバンゾ（缶詰）	50 g
たまねぎ	30 g	ホールトマト（缶詰・無塩）	50 g
油	3 g	水	50 g
ズッキーニ	30 g	ロリエ	（適宜）
にんじん	15 g	カレールウ	18 g
マッシュルーム	20 g	ししとう	15 g
かぼちゃ	25 g	油（ししとう用）	0.5 g

作り方
① ししとう以外の野菜，マッシュルームは角切りにする。
② 油でたまねぎを炒める。
③ ししとう以外のほかの野菜，マッシュルーム，ガルバンゾ，トマト，水，ロリエを加え煮込む。トマトは火が通ると軟らかくなるので，へらでつぶしながら煮る。火が通ったら，カレールウを加える。
④ 皿にごはんとカレーを盛り，炒めたししとうを添える。

●ガルバンゾの代わりにだいずでつくってもおいしくできます。

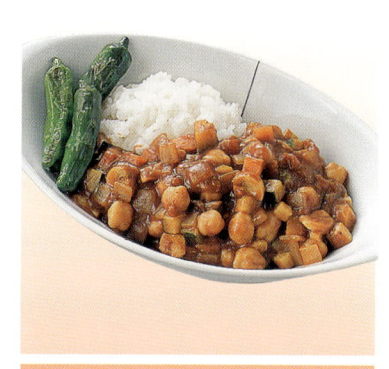

E(kcal)	P(g)	F(g)	C(g)	Cho(mg)
471	11.5	11.6	79.7	4
食物繊維(g)	10.5	食塩(g)	1.9	

組合せ料理例

組合せ料理例

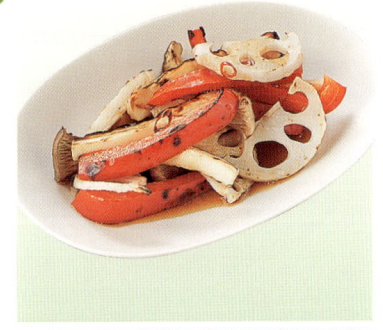

副菜

エリンギと野菜の焼き浸し

材料・分量（目安量）

れんこん	20 g	しょうゆ	3 g
エリンギ	30 g	だし汁	12 g
赤ピーマン	30 g	ごま油	1 g
酒	5 g	赤とうがらし	（少々）

作り方

① れんこんは厚さ5mmの半月切りにし，水にさらした後水気をふく。エリンギは縦に1～1.5cm幅に裂く。赤ピーマンは縦に1～1.5cm幅に切る。
② ①のれんこん，エリンギ，赤ピーマンを酒にまぶし，焼き網で焼き，皿に盛る。
③ 小さい鍋にしょうゆ，だし汁，ごま油，種を取った赤とうがらしを入れてひと煮立ちさせ，②にかける。

● 焦げ目がついてややしんなりしたら焼き上がりです。

E(kcal)	P(g)	F(g)	C(g)	Cho(mg)
47	2.1	1.2	8.0	0
食物繊維(g)		2.2	食塩(g)	0.5

きゅうりのしそ風味

材料・分量（目安量）

きゅうり	40 g	青じそ	0.5 g（1/2枚）
えだまめ	10 g	塩	0.4 g
		しょうゆ	1 g

作り方

① きゅうりは乱切りにする。青じそはせん切りにし，水に放ちあくを抜く。
② えだまめはゆでてさやから取り出す。
③ ボウルに①と②を入れて塩を振り，全体にからめる。
④ ③のきゅうりがしんなりしたら，しょうゆを加えてなじませ，器に盛る。

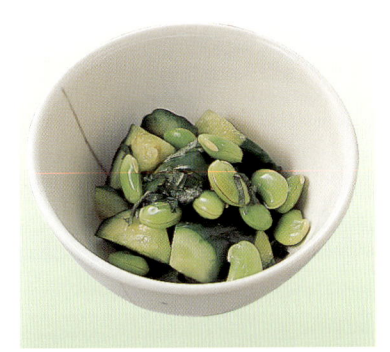

● 青じその香りがきいてうす味でもおいしく食べられます。

E(kcal)	P(g)	F(g)	C(g)	Cho(mg)
20	1.7	0.7	2.2	0
食物繊維(g)		1.0	食塩(g)	0.5

焼きなす

材料・分量（目安量）

なす	100 g	しょうゆ	4 g
しょうが	3 g	だし汁	5 g

作り方

① なすはへたのすぐ下の周囲に浅く切り目を入れ，皮がむきやすいようにしておく。
② 焼き網を熱し，なすをころがしながら全体を強火で焼く。軟らかくなったら水に取って手早く冷まして皮をむき，縦に2～3つに裂いて半分に切る。
③ 水気をきって器に盛り，おろししょうがを天盛りにする。しょうゆをだし汁で割ってかける。

● なすは菜箸でへた付近をはさんで，軟らかくなったら焼き上がりです。

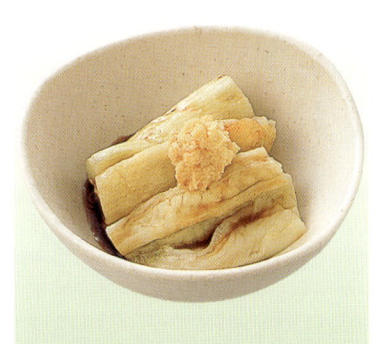

E(kcal)	P(g)	F(g)	C(g)	Cho(mg)
26	1.5	0.1	5.7	1
食物繊維(g)		2.3	食塩(g)	0.6

土佐こんにゃく

材料・分量（目安量）

こんにゃく	50 g	しょうゆ	3 g
にんにく	1 g	みりん	2 g
油	0.5 g	かつお節	2 g
		粉さんしょう	（少々）

作り方

① こんにゃくは両面に細かい切り目を入れ，一口大に切る。熱湯にさっと入れて下ゆでする。にんにくはおろし金でおろす。
② 鍋に油を熱し，にんにくを入れる。こんにゃくの水気をきって加え，中火で炒めてから，しょうゆとみりんを加え，汁気がなくなるまで煮る。
③ かつお節をもみながら加えて火からおろし，全体をさっと混ぜて粉さんしょうを振り，器に盛る。

● 粉さんしょうでピリッと味をひきしめます。

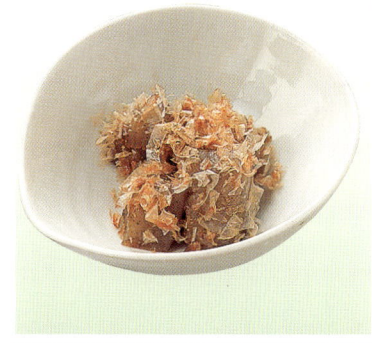

E(kcal)	P(g)	F(g)	C(g)	Cho(mg)
22	1.9	0.6	2.8	4
食物繊維(g)		1.2	食塩(g)	0.5

キャベツのココット

材料・分量（目安量）

うずら卵	10 g	油	1 g
キャベツ	60 g	塩	0.2 g
にんじん	5 g	こしょう	（少々）
		パセリ	（少々）
		ケチャップ	3 g

作り方

① キャベツは短冊，にんじんはせん切りにする。
② フライパンに油を熱して①をしんなり炒め，塩，こしょうで調味する。
③ ②をココットに入れ，中央をくぼませ，うずら卵を割り入れ，トースターで焼く。
④ ③に刻みパセリとケチャップをかける。

● 野菜を炒めて調味したら，弱火にします。

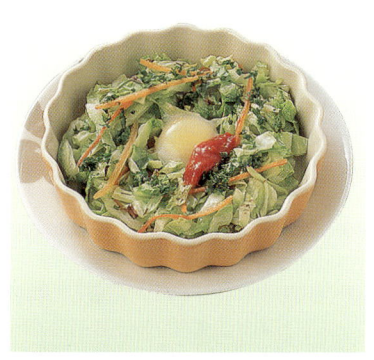

E(kcal)	P(g)	F(g)	C(g)	Cho(mg)
46	2.1	2.4	4.4	47
食物繊維(g)		1.3	食塩(g)	0.3

若竹煮

材料・分量（目安量）

ゆでたけのこ	80 g	砂糖	1 g
生わかめ	10 g	塩	0.2 g
しょうゆ	3 g	だし汁	90 g
酒	2 g	木の芽	（少々）
みりん	2 g		

作り方

① わかめは水洗いして水気をきり，食べやすい長さに切る。
② ゆでたけのこは厚さ1cmの輪切りにする。先のほうは，食べやすい長さの縦2～4つ割りにする。
③ 鍋に②とだし汁を入れて煮立て，中火で7～10分，だしの味がしみるまで煮，酒とみりん，砂糖，しょうゆ，塩を加え，さらに10～15分煮る。
④ 鍋に①のわかめを加え，わかめの色が変わったら火を止める。
⑤ 器に盛り付けて，木の芽をのせる。

● わかめを加えたとき煮汁が不足するなら，だし汁を補います。

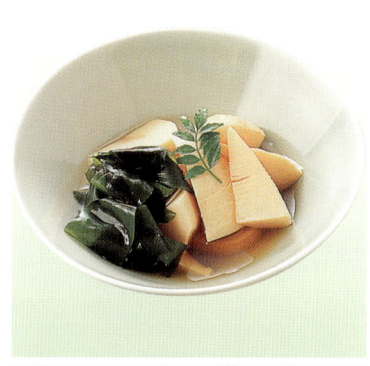

E(kcal)	P(g)	F(g)	C(g)	Cho(mg)
40	3.7	0.3	7.2	0
食物繊維(g)		2.9	食塩(g)	0.9

副菜

組合せ料理例

組合せ料理例

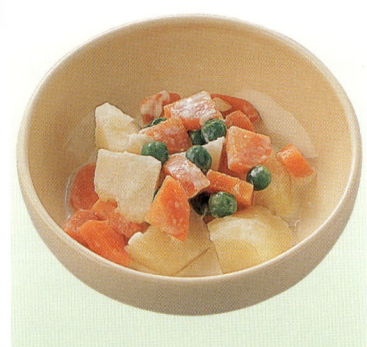

副菜

じゃがいもとにんじんのミルク煮

材料・分量（目安量）

じゃがいも	50 g	水	20 g
にんじん	20 g	マーガリン	2 g
グリンピース	6 g	固形コンソメ	0.2 g
牛乳	60 g	塩	0.2 g

作り方

① じゃがいもは皮をむき，乱切りにする。水洗いしてあくを流し，水気をきる。にんじんはいちょう切りにする。
② 鍋に①とグリンピースを入れ，牛乳と水を加えて中火にかける。
③ マーガリン，固形コンソメ，塩を加え，フツフツしてきたら弱火にし，ふたをしてじゃがいもが軟らかくなるまで煮る。

●冷めるとひと味落ちるので熱いうちに。

E(kcal)	P(g)	F(g)	C(g)	Cho(mg)
107	3.3	4.0	14.5	7
食物繊維(g)	1.6	食塩(g)	0.4	

カリフラワーのカレー風味

材料・分量（目安量）

カリフラワー	50 g	塩	0.5 g
カレー粉	（少々）	サラダな	8 g

作り方

① カリフラワーは小房に分け，鍋に沸かした熱湯に入れて2～3分ゆで，ざるに上げて水気をきる。
② ボウルに①を入れ，カレー粉と塩を振って和える。
③ 器にサラダなを敷き，②を盛る。

●相性のよいカレー粉の辛みと香りで食塩を控えめにします。

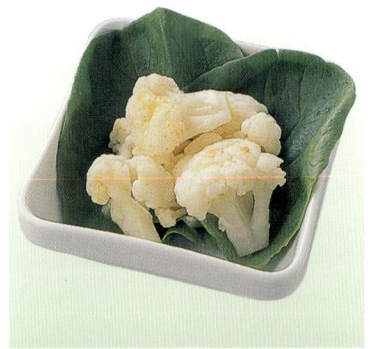

E(kcal)	P(g)	F(g)	C(g)	Cho(mg)
15	1.6	0.1	2.8	0
食物繊維(g)	1.6	食塩(g)	0.5	

豆腐とひじきのサラダ

材料・分量（目安量）

絹ごし豆腐	70 g	サラダ油	3 g
ひじき	5 g	酢	5 g
きゅうり	20 g	しょうゆ	4 g
ミニトマト	30 g	こしょう	（少々）
オリーブ油	3 g		

作り方

① 絹ごし豆腐は水気をきって一口大のさいの目に切る。
② ひじきは洗ってたっぷりの水に漬けて戻し，ざるに上げて熱湯をかけ，水気をきって冷ます。
③ きゅうりは輪切り，ミニトマトはへたを取り2つに切る。
④ ボウルにオリーブ油とサラダ油，酢，しょうゆ，こしょうをよく混ぜる。
⑤ 絹ごし豆腐をくずさないように②と③を和え，④のドレッシングをかける。

●ドレッシングにオリーブ油とサラダ油を混ぜて使います。

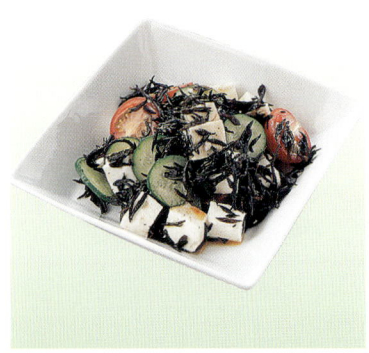

E(kcal)	P(g)	F(g)	C(g)	Cho(mg)
117	4.8	8.2	7.5	0
食物繊維(g)	3.0	食塩(g)	0.8	

脂質異常症

副菜

ほうれんそうとぜんまいのナムル

材料・分量（目安量）

ほうれんそう	30 g	しょうゆ	3 g
ぜんまい	30 g	塩	0.2 g
にんじん	10 g	一味とうがらし	（適宜）
ごま油	2 g	白ごま	1 g
だし汁	40 g	油	2 g

作り方

① ほうれんそうはゆでて5cm長さに切る。
② にんじんは太めのせん切りにし，ぜんまいと一緒にさっとゆでる。
③ ごまはいって，する。
④ ごま油を熱し②を炒め，だし汁を入れて軟らかくなるまで煮る。
⑤ しょうゆ，塩を加え煮詰める。ほうれんそう，一味とうがらしを加える。
⑥ 火を止め，油，③のすりごまを入れて混ぜる。

●ほうれんそうは最後に入れて，色よく仕上げます。

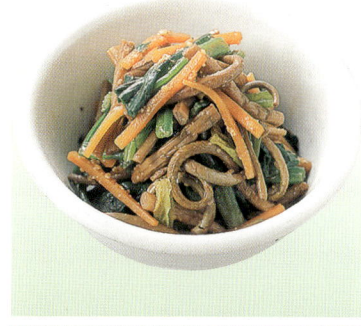

E(kcal)	P(g)	F(g)	C(g)	Cho(mg)
62	1.7	4.8	3.5	0
食物繊維(g)	2.3	食塩(g)	0.7	

もやしとにらのポン酢和え

材料・分量（目安量）

りょくとうもやし	55 g	すだち果汁	5 g
にら	25 g	うすくちしょうゆ	5 g
油揚げ	4 g		

作り方

① にらは5cm長さに切り，もやしと一緒にゆでる。
② 油揚げは油抜きし，短冊切りにする。
③ すだち，うすくちしょうゆで①と②を和える。

●水っぽくなりやすいので，もやしの水気はよくきります。

E(kcal)	P(g)	F(g)	C(g)	Cho(mg)
32	2.4	1.5	3.3	0
食物繊維(g)	1.4	食塩(g)	0.8	

とうもろこし入りコールスロー

材料・分量（目安量）

キャベツ	40 g	りんご酢	5 g
にんじん	5 g	マヨネーズ	3 g
スイートコーン（ホール・缶詰）		塩	0.3 g
	20 g	黒こしょう	（適宜）
パセリ	0.5 g		

作り方

① キャベツ，にんじんはせん切りにする。コーンは水気をきっておく。
② パセリをみじん切りにして①と混ぜ合わせておく。
③ りんご酢とマヨネーズ，塩を混ぜ，②の野菜と和える。こしょうを振る。

●マヨネーズは，酢と一緒に使うと使用量を減らせます。

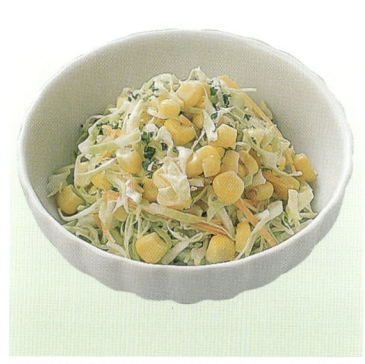

E(kcal)	P(g)	F(g)	C(g)	Cho(mg)
49	1.1	2.4	6.3	5
食物繊維(g)	1.5	食塩(g)	0.5	

組合せ料理例

組合せ料理例

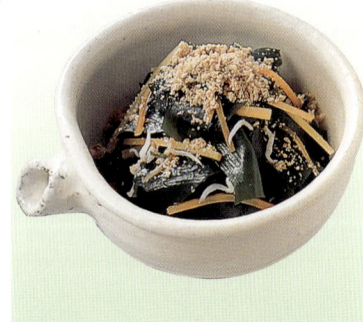

副菜

わかめのさっと煮

材料・分量（目安量）

塩蔵わかめ	30 g（湯通し後）	白ごま	3 g
にんじん	15 g	みりん	0.5 g
しょうが	2 g	しょうゆ	1 g
ちりめんじゃこ	4 g	だし汁	30 g

作り方

① わかめは塩抜きし，5cm程度の長さに切る。
② にんじん，しょうがはせん切りにする。
③ 白ごまはいってすっておく。
④ 鍋にだし汁，みりん，しょうゆ，にんじんを入れ，にんじんに軽く火を通す。
⑤ ちりめんじゃことわかめ，しょうがを加え，さっと煮る。
⑥ 器に盛り，③のごまをかける。

E(kcal)	P(g)	F(g)	C(g)	Cho(mg)
38	3.1	1.9	3.3	16
食物繊維(g)	1.7	食塩(g)	0.9	

●わかめを煮過ぎないように，料理名の通りさっと煮ます。

昆布とさつまいもの煮物

材料・分量（目安量）

さつまいも	60 g	刻み昆布	5 g
砂糖	2 g	しょうゆ	2 g
うすくちしょうゆ	1 g	みりん	2 g
塩	0.2 g	だし汁	（適宜）
だし汁	（適宜）		

作り方

① さつまいもは乱切りにし，砂糖，うすくちしょうゆ，塩で煮る。
② 刻み昆布は水に浸してから，さっとゆでて戻す。
③ 昆布はしょうゆ，みりんで煮る。
④ 別々に煮た①と③を一緒に盛る。

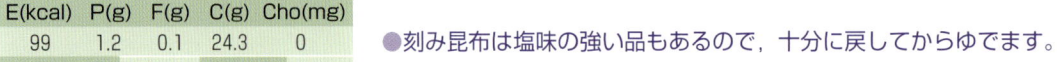

E(kcal)	P(g)	F(g)	C(g)	Cho(mg)
99	1.2	0.1	24.3	0
食物繊維(g)	3.3	食塩(g)	1.2	

●刻み昆布は塩味の強い品もあるので，十分に戻してからゆでます。

オクラとやまいもの梅和え

材料・分量（目安量）

ながいも	80 g	練り梅	8 g
オクラ	50 g	みりん	3 g

作り方

① オクラはゆでてから小口切りにする。
② ながいもは皮をむいて角切りにし，①のオクラと和え，器に盛る。
③ 練り梅とみりんを混ぜ，②にかける。

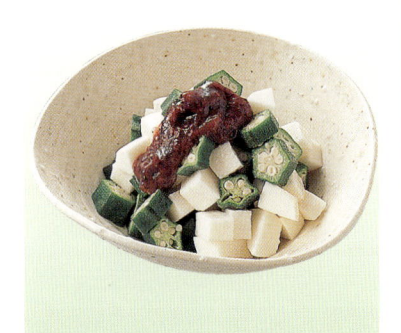

E(kcal)	P(g)	F(g)	C(g)	Cho(mg)
90	2.9	0.4	19.6	0
食物繊維(g)	3.4	食塩(g)	0.6	

●緑，白，赤の色をきれいに出すため，オクラは色よくゆでます。

副菜

なめたけ

材料・分量（目安量）

えのきたけ	60 g	しょうゆ	4 g
酒	3 g	みりん	2 g
砂糖	1 g	酢	3 g

作り方
① えのきたけは根元を切り，1/3長さに切りそろえる。
② 調味料で①を煮る。

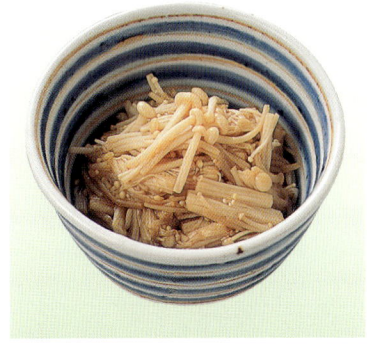

● 市販品を買うより，簡単にうす味でつくれます。

E(kcal)	P(g)	F(g)	C(g)	Cho(mg)
29	1.9	0.1	7.0	0
食物繊維(g)		2.3	食塩(g)	0.6

昆布しょうゆ漬

材料・分量（目安量）

きゅうり	50 g	刻み昆布	2 g
かぶ	30 g	うすくちしょうゆ	2 g
塩	0.3 g		

作り方
① きゅうりとかぶは1.5 cm程度の乱切りにし，塩を振る。
② しんなりしたら，しぼって水気をきり，刻み昆布を入れたしょうゆに漬ける。

● 昆布のうま味を生かします。

E(kcal)	P(g)	F(g)	C(g)	Cho(mg)
16	0.9	0.1	4.0	0
食物繊維(g)		1.8	食塩(g)	0.8

野菜の甘酢漬

材料・分量（目安量）

キャベツ	40 g	酢	4 g	
きゅうり	20 g	砂糖	1.5 g	調味液
セロリー	15 g	塩	0.5 g	
にんじん	15 g	ごま油	1 g	
		赤とうがらし	（適宜）	

作り方
① キャベツは一口大に切る。きゅうりは輪切り，セロリーは薄切り，にんじんはいちょう切りにする。
② 赤とうがらしは小口切りにして調味液に漬けておく。
③ ①の野菜はまとめて一緒にさっとゆでて，熱いうちに②の調味液に漬ける。

● 塩もみする行程をゆでているので，塩を控えられます。

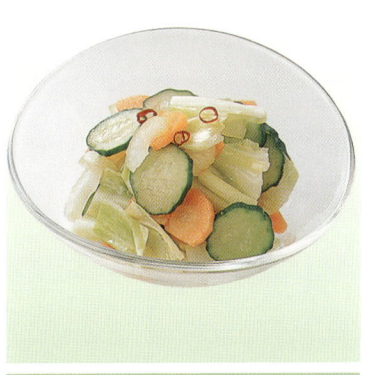

E(kcal)	P(g)	F(g)	C(g)	Cho(mg)
36	1.0	1.1	6.1	0
食物繊維(g)		1.5	食塩(g)	0.5

組合せ料理例

組合せ料理例

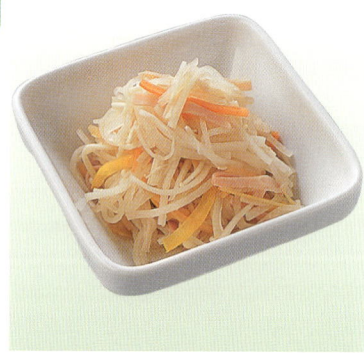

副菜

洋風煮なます

材料・分量（目安量）

だいこん	60 g	りんご酢	5 g
にんじん	8 g	砂糖	1.5 g
黄ピーマン	10 g	みりん	4 g
えのきたけ	30 g	うすくちしょうゆ	4 g
ボンレスハム	10 g	だし汁	20 g

作り方
① だいこん，にんじん，黄ピーマンはせん切り，えのきたけは根元を切り，半分に切る。
② ハムはほかの材料と幅を合わせたせん切りにする。
③ だし汁，調味料に①を入れてさっと煮る。火を止める直前に②を入れ味をなじませる。

E(kcal)	P(g)	F(g)	C(g)	Cho(mg)
54	3.4	0.6	9.9	5
食物繊維(g)		2.3	食塩(g)	0.9

●材料は大きさをそろえて切り，歯ざわりを残して煮ます。

もずくときゅうりの酢の物

材料・分量（目安量）

もずく	55 g	塩	0.1 g	
きゅうり	25 g	酢	12 g	
しょうが	3 g	しょうゆ	2 g	合わせ酢
		だし汁	3 g	
		砂糖	2 g	

作り方
① きゅうりはせん切りにする。
② しょうがはせん切りにする。
③ もずくと①と②を合わせ酢で和える。

E(kcal)	P(g)	F(g)	C(g)	Cho(mg)
19	0.6	0.1	4.2	0
食物繊維(g)		1.1	食塩(g)	0.5

●しょうがの代わりに万能ねぎや，みょうがでも合います。

ピーマンとセロリーのきんぴら

材料・分量（目安量）

ピーマン	30 g	ごま油	3 g
セロリー	40 g	しょうゆ	5 g
ちりめんじゃこ	3 g	砂糖	2 g
赤とうがらし	（適宜）	オリーブ油	2 g
にんにく	2 g	かつお節	（少々）

作り方
① ピーマンとセロリーは太さをそろえたせん切りにする。
② 赤とうがらしは輪切り，にんにくはみじん切りにする。
③ 鍋にごま油を熱し，焦がさないようにしながら②とちりめんじゃこを炒める。
④ ①としょうゆ，砂糖を入れ，中火でいるように炒める。
⑤ 火を止めてからオリーブ油を入れて混ぜる。
⑥ 器に盛ってから，かつお節を天盛りにする。

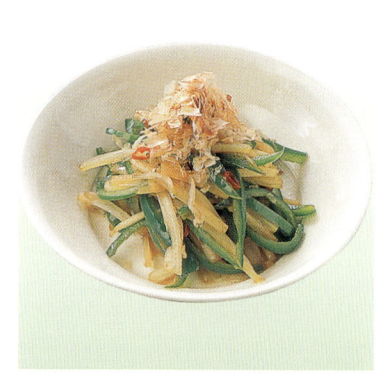

E(kcal)	P(g)	F(g)	C(g)	Cho(mg)
79	2.4	5.2	5.8	12
食物繊維(g)		1.4	食塩(g)	1.0

●短時間で炒めて，香りよく仕上げます。

副菜

焼きピーマンのマリネ

材料・分量（目安量）

ピーマン	50 g	（マリネ液）	
黄ピーマン	50 g	オリーブ油	7 g
アンチョビ	3 g	酢	10 g
セロリー	20 g	塩	0.5 g
たまねぎ	10 g	白こしょう	（適宜）
		赤とうがらし	（適宜）

作り方

① アンチョビはみじん切り，たまねぎ，セロリーは薄切りにし，合わせたマリネ液に加える。
② ピーマンは焼き網の上で表面を焦がすように両面から焼く。外の皮が焦げて実から離れてきたら冷水に取り，皮をむき縦1〜1.5 cmの幅に切る。①に漬ける。

● アンチョビを加えることで味に変化を加えます。

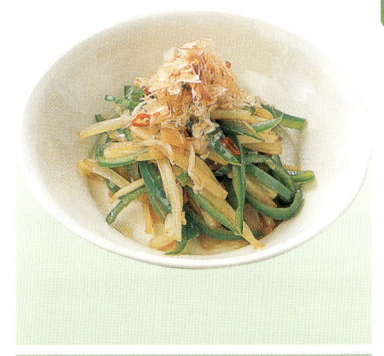

E(kcal)	P(g)	F(g)	C(g)	Cho(mg)
108	1.8	7.5	8.7	3
食物繊維(g)	1.9	食塩(g)	0.5	

きのこの和え物

材料・分量（目安量）

しめじ	25 g	きゅうり	20 g
えのきたけ	25 g	塩	0.1 g
生しいたけ	20 g	酢	2 g
酒（蒸し用）	（適宜）	砂糖	0.2 g
		しょうゆ	2.5 g

（酢・砂糖・しょうゆ）調味液

作り方

① きゅうりは輪切りにして塩を振る。しんなりしたらしぼる。
② しめじは小房に分け，えのきたけは根元を切る。しいたけはせん切りにする。きのこは，酒を加えて蒸して火を通す。
③ ①と②を調味液で和える。

● きのこ類は食物繊維が豊富です。加熱することでたっぷりいただけます。

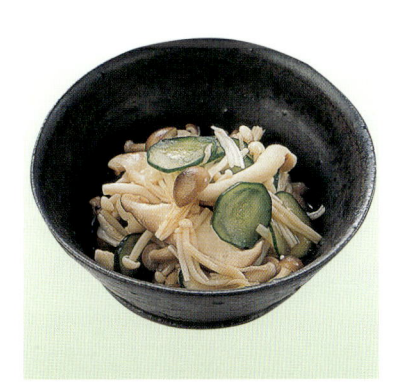

E(kcal)	P(g)	F(g)	C(g)	Cho(mg)
19	2.3	0.3	5.2	0
食物繊維(g)	2.8	食塩(g)	0.5	

ひじきの彩りサラダ

材料・分量（目安量）

ひじき	6 g	さくらえび	3 g
にんじん	10 g	油	2 g
きゅうり	10 g	しょうゆ	5 g
セロリー	10 g	レモン果汁	5 g
スイートコーン（缶詰・ホール）5 g			

作り方

① ひじきはたっぷりの水に漬けて戻し，さっとゆでる。
② にんじんはせん切り，きゅうりは斜め薄切りにしてからせん切りにする。セロリーは薄切りにする。コーンは水気をきっておく。
③ ①と②とさくらえびを混ぜ合わせ，油，しょうゆ，レモン果汁でつくったドレッシングと和える。

● レモンの香りと味でさっぱりと食べられます。

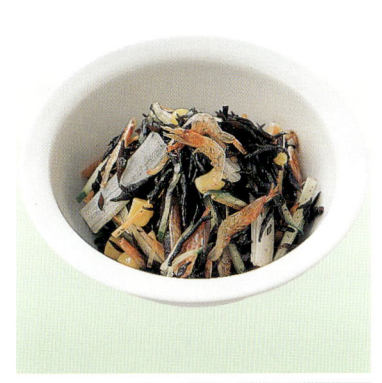

E(kcal)	P(g)	F(g)	C(g)	Cho(mg)
52	3.4	2.3	6.7	21
食物繊維(g)	3.3	食塩(g)	1.1	

組合せ料理例

組合せ料理例

汁

ほたての沢煮風

材料・分量（目安量）

ゆでたけのこ	30 g	だし汁	150 g
にんじん	20 g	うすくちしょうゆ	2 g
さやいんげん	10 g	塩	0.3 g
ほたて貝柱（缶詰）	30 g		

作り方
① たけのこ，にんじんはせん切り，いんげんはすじを取り縦半分に切ってから斜め切り。貝柱はほぐす。缶詰の煮汁はとっておく。
② だし汁と缶詰の煮汁に①を加え，軟らかく煮えたら調味する。

●ほたてがいのうま味もある，野菜たっぷりの汁です。

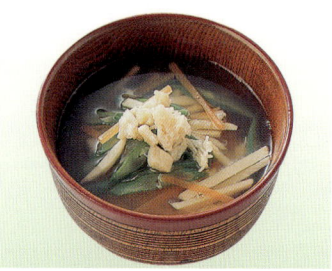

E(kcal)	P(g)	F(g)	C(g)	Cho(mg)
52	8.1	0.4	4.6	19
食物繊維(g)	1.7	食塩(g)	1.1	

デザート・間食

いちごとバナナのミルクヨーグルト

材料・分量（目安量）

いちご	50 g	牛乳	60 g
バナナ	25 g	砂糖	2 g
プレーンヨーグルト	40 g		

作り方
① いちごは，へたの部分を切り落とし，バナナは厚めの輪切りに切る。
② ミキサーに①とヨーグルト，牛乳，砂糖を入れてよく撹拌する。

●レモン汁からビタミンCを摂取できます。

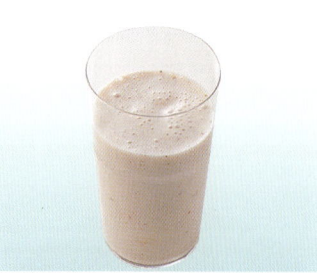

E(kcal)	P(g)	F(g)	C(g)	Cho(mg)
111	4.1	3.6	16.7	12
食物繊維(g)	1.0	食塩(g)	0.1	

りんごの赤ワイン煮

材料・分量（目安量）

りんご	65 g	レモン汁	1 g
赤ワイン	7 g	水	50 g
砂糖	2 g	ミントの葉	（適宜）

作り方
① りんごは皮をむいて5 mm厚さのいちょう形に切る。
② 鍋にりんごを入れて水，赤ワイン，砂糖，レモン汁を加えて汁が少なくなるまで煮る。
③ あればミントを添える。

●りんごを煮るときは落しぶたをして煮ます。

E(kcal)	P(g)	F(g)	C(g)	Cho(mg)
48	0.1	0.1	11.7	0
食物繊維(g)	1.0	食塩(g)	0.0	

ミルク寒天

材料・分量（目安量）

Ca強化低脂肪牛乳	70 g	水	30 g
砂糖	2 g	メロン	50 g
粉末寒天	0.2 g	ミントの葉	（適宜）

作り方
① 寒天は水に入れてよく混ぜ，1分以上加熱する。温めた牛乳，砂糖を加え混ぜ，角ばった容器に流し入れる。粗熱が取れてから冷蔵庫で固める。
② メロンと①は角切りにし，一緒に器に盛る。ミントを添える。

●グリーンと白の組合せが，見た目にもきれいなデザートです。

E(kcal)	P(g)	F(g)	C(g)	Cho(mg)
61	3.2	0.8	11.0	4
食物繊維(g)	0.3	食塩(g)	0.1	

胆嚢疾患
（胆石，胆嚢炎）

胆嚢疾患の医学 78
医師：田中　明（女子栄養大学）

栄養食事療法 83
管理栄養士：遠藤美智子 　　　　　（ノートルダム清心女子大学）

食事計画｜献立例 88
管理栄養士：遠藤美智子 　　　　　（ノートルダム清心女子大学）

組合せ料理例 100
管理栄養士：遠藤美智子 　　　　　（ノートルダム清心女子大学）

胆嚢疾患の医学

I. 胆嚢疾患の概要

❶ 胆 石

1．胆石とは

　胆石は胆嚢，総胆管，肝内胆管で見られる結石です（図1）。

　胆汁は，肝臓で生成され，肝内胆管，胆嚢，総胆管を経て小腸に分泌されます。胆汁は，小腸で脂肪の消化を助ける働きをします。

　胆石は，胆汁の主成分である胆汁色素やコレステロールが結晶となって析出し，次第に固形となったものです。結石は，胆汁色素を主成分とするものを色素結石，コレステロールを主成分とするものをコレステロール結石といいます（図2）。

　色素結石では，ビリルビンカルシウムを主成分とするビリルビン結石が最も多く認められます。ビリルビンは，黄疸の原因になる胆汁色素です。

　わが国では，かつてはビリルビン結石の発症が多かったのですが，最近では，食生活の欧米化に伴ってコレステロール結石の発症の方が多数を占めるようになりました。

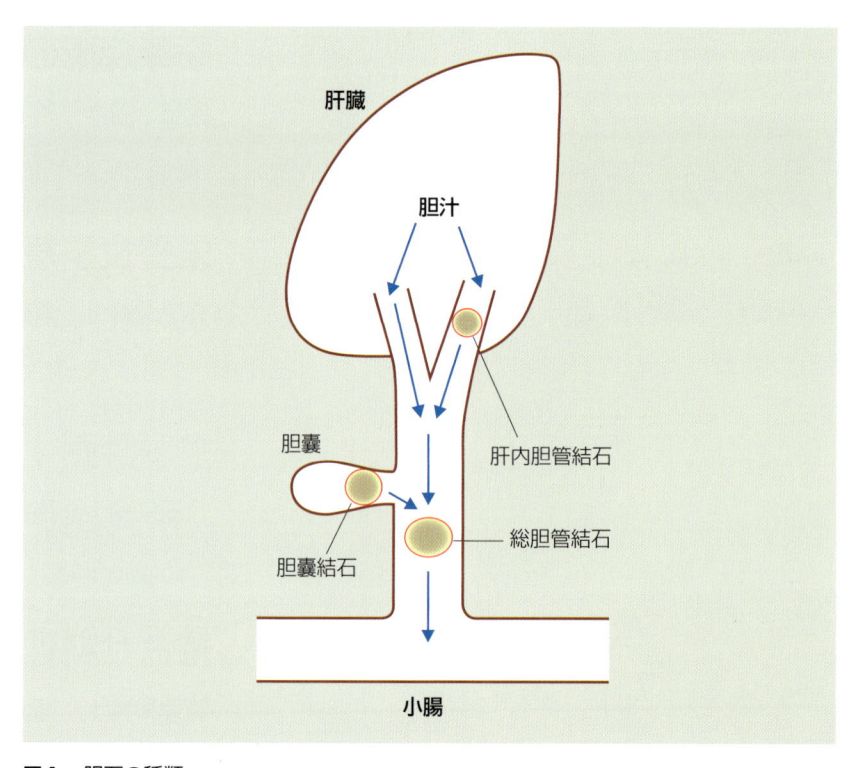

図1　胆石の種類

胆汁の成分
胆汁色素（ビリルビン） → 色素結石　　コレステロール → コレステロール結石

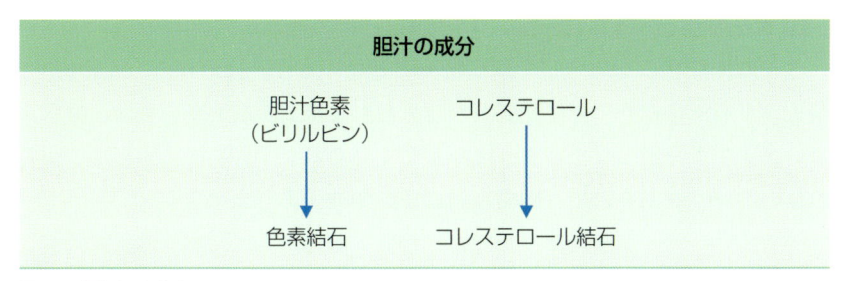

図2　胆石の要因

　胆石は，そのある場所によって，胆嚢結石，総胆管結石，肝内胆管結石に分けられます。このうちで胆嚢結石が，胆石の80％を占めています。胆石の発症を年代で見ると，40歳代ころから増加しています。また，男女比は，1：2の割合で女性に多く見られます。

2．胆石の症状

1 腹　痛

　激痛を伴う腹痛が，急激に心窩部から始まり，右季肋部または上腹部全体に広がります。これを疝痛発作[*1]といいます。右肩甲下部，背部への放散痛を伴うことがあります。

　疝痛発作は，胆石が胆嚢出口や総胆管下部の小腸への出口に嵌頓[*2]した場合などに起こります。

　疝痛発作は，食後3～6時間，特に夕食後，午後8時から午前2時ごろにかけて起きやすく，暴飲暴食，高脂肪食が発作を誘発します。腹部不快感，膨満感などが起こることもあります。

2 黄　疸

　総胆管結石や肝内胆管結石では，胆汁の流れが障害されることによって黄疸を生じます。

　胆汁中の胆汁色素（ビリルビン）が胆管中にうっ滞し，血液中に溢れ出て血中のビリルビン濃度が増加します。血中のビリルビン濃度の上昇に伴って，皮膚，粘膜が黄染された状態を黄疸といいます。

　一般に，血中ビリルビン値が2～3mg/dl以上になると黄疸を認めます。胆嚢結石では胆管が閉塞されないために黄疸は起こりません。

3 発　熱

　胆石による閉塞で胆管内の胆汁がうっ滞し，細菌感染を合併すると，急性胆嚢炎，急性胆管炎を生じ38℃以上の高熱を生じます。

4 圧　痛

　疝痛発作時に筋性防御[*3]を伴う圧痛[*4]を認めます。これは胆嚢の炎症が周囲に広がっていることを示しますので速やかな治療を要します。

*1 胆管や消化管，尿管などの管腔壁の平滑筋のけいれん性収縮による痛み発作。激痛が一定の間隔で繰り返される。

*2 嵌頓とは，狭い出口に胆石が挟まってしまった状態をいう。

*3 腹部を押されると痛みのために腹筋を緊張させる反応。

*4 腹部を圧迫したときに痛みを感じる場合を圧痛という。

5 無症状胆石

全く臨床症状のない胆石を無症状胆石といいます。血液検査も正常です。最近，ドックや検診で無症状胆石が認められる機会が増えています。症状がないまま生涯を過ごしてしまう場合も多く見られます。無症状胆石は，胆石全体の 50 〜 80 ％を占め，胆嚢結石に多い傾向があります。

❷ 胆嚢炎

1．胆嚢炎とは

胆嚢の炎症を胆嚢炎，胆管の炎症を胆管炎といいます。両者は併発することが多く，両者を合わせて胆道感染症といいます。

急性胆嚢炎では，胆嚢は発赤し，胆嚢壁は厚く浮腫状になります。胆嚢内の胆汁は膿性となることがあります。胆石が原因となることが多く，急性胆嚢炎の 90 ％が胆石を合併しています。

2．胆嚢炎の症状

急性胆嚢炎は突然に出現する高熱と上腹部から右季肋部にかけての痛みを認めます。右肩や右背部に放散痛を生じることがあります。胆嚢は腫脹して，右上腹部に圧痛を認めます。吐き気，嘔吐，黄疸を生じることがあります。

Ⅱ. 胆嚢疾患の検査と診断

❶ 胆 石

上腹部痛，発熱，黄疸をシャルコーの 3 主徴と呼び，胆石の診断に重要なサインとされています。

1．超音波検査

胆石の存在診断には最も簡便で有用な検査です。しかし，胆嚢結石に比べると総胆管結石と肝内胆管結石は検出感度がよくありません。胆嚢結石は 2 mm 大以上で確認可能[*5]です。

2．内視鏡的逆行性胆管膵管造影法（ERCP），経皮経肝胆道造影法（PTC），排泄性胆道造影法（DIC）

ERCP は，内視鏡により小腸側から逆行性に造影剤を注入して，胆嚢，胆管を造影する検査です。

PTC は，針を経皮経肝的に穿刺して，肝内胆管に造影剤を注入し，胆嚢，胆管を造影する検査です。

DIC は，造影剤を経静脈的に注入し，胆嚢，胆管を造影する検査です。総胆管結石，肝内胆管結石の場合に有用です。

[*5] 胆嚢ポリープとの区別が重要である。胆石は体位変換により場所が移動し，超音波をはじくため影を生じる。胆嚢ポリープは体位変換でも場所が移動しない。

3．経口胆嚢造影

経口的に造影剤を摂取し，胆汁中の造影剤が胆嚢内に濃縮された状態をX線撮影する方法で，胆嚢の胆汁濃縮機能も見られる利点があります。

4．その他の検査

腹部立位単純X線検査でも石灰化した胆石は確認可能です。また，腹部CTスキャンは非侵襲的な検査であり有用です。

5．血液検査

疝痛発作後には炎症所見を示す白血球増多，赤沈促進，C反応たんぱく（CRP）増加を認めます。胆道の閉塞が起きると胆道系酵素[*6]であるALP，LAP，γGTPと直接ビリルビンの上昇を認めます。また，一過性に肝細胞逸脱酵素[*7]であるAST，ALTの上昇を起こすこともあります。

[*6] 胆道の胆汁の流れが障害された場合に上昇する酵素。

[*7] 肝細胞に含まれている酵素で，肝細胞が破壊された場合上昇する。

❷ 胆嚢炎

炎症を示す白血球増多，赤沈亢進，CRP増加を認めます。血清ビリルビン，AST，ALT，ALPが軽度に上昇します。

腹部超音波検査では，胆嚢の肥大，胆嚢壁の肥厚・浮腫を認めます。また，多くの場合，胆石を伴います。

突然の高熱，右上腹部の痛みと圧痛，炎症を示す血液検査所見，超音波検査などから容易に診断されます。

Ⅲ. 胆嚢疾患の治療

❶ 胆 石

1．栄養食事療法

コレステロール結石は動物性脂肪の過剰摂取，色素結石はたんぱく質摂取不足が原因であり，それに対応した栄養食事療法を行います。疝痛発作は高脂肪食や暴飲暴食が誘因ですから，暴飲暴食を慎み，脂質，刺激物を制限します。

疝痛発作時は1～2日間は絶食にして非経口的栄養補給を行います。経口摂取が可能になったら炭水化物を主体にして流動食から開始し，徐々にかゆの濃度を上げていきます。発作後数日間の脂質摂取は極力少なくし，その後少量から開始します。

寛解期には脂質とたんぱく質を徐々に増加していきます。脂質は不飽和脂肪酸を多く含むものを主体にして30g/日程度とします。また，コレステロール摂取を控えます。

炭水化物の過剰摂取は肥満を促進するので控えます。アルコール，炭酸飲料，コーヒーなどの刺激物は胆嚢収縮を促進するので控えます。

2．薬物療法

❶ 鎮痛剤

疝痛発作時の腹痛には鎮痛剤を使用します。

❷ 抗生剤

胆嚢炎や胆管炎を生じた場合には抗生剤を投与します。

❸ 胆石溶解剤

胆嚢胆石にはケノデオキシコール酸やウルソデオキシコール酸などの胆石溶解剤が使用されますが，効果には限界があります。

3．内科的療法

❶ 体外衝撃波胆石破砕療法

胆嚢胆石に使用されますが，効果は限定的です。

❷ 内視鏡的石砕術

総胆管結石の場合に，内視鏡的に結石を破砕する方法です。

4．手術療法

最近では，胆嚢結石の場合，腹腔鏡下胆嚢摘出術[*8]が盛んに行われるようになりました。開腹による胆嚢摘出術に比べて手術侵襲が少なくてすみます。

*8 開腹手術の既往がある場合は，腹膜がゆ着しており適応とならない。

❷ 胆嚢炎

安静にして，鎮痛剤，抗生剤を用います。右上腹部の圧痛が強く，炎症が胆嚢周囲に広がっている場合には手術を行うこともあります。

発熱，痛みがあるときには絶食にして非経口的に栄養補給を行います。症状の消失を待って，水分の経口摂取と炭水化物を主体にした流動食を開始します。脂質は胆嚢の収縮や胆道の痙攣を誘発するので，初期には制限しますが，徐々に増加させていきます。

栄養食事療法

I. 栄養食事療法の考え方

　食生活の欧米化に伴いエネルギーや脂質，特に動物性脂肪の摂取量が増加し，炭水化物や食物繊維の摂取量が著しく減少しています。こうした食生活が生活習慣病の要因になっていますが，胆石・胆嚢炎についても同様で，予防や治療には，生活習慣や食生活が重要なカギを握っています。つまり，過食，高脂質食，便秘を避け，一定の時間に一定量をとるといった規則正しい食生活と同時に過労にも十分注意し，肥満や脂質異常症，耐糖能異常などをコントロールすることが重要です。

　また，過激なダイエットの継続や，朝食を抜くなど絶食時間が長くなることが，胆石を生成しやすい原因になるといわれています。

　胆石・胆嚢炎の栄養食事療法では，①疝痛発作を起こさせないこと，②胆石生成の予防（コレステロール胆石では，動物性脂質の過剰摂取を避け，色素胆石では，たんぱく質摂取不足に注意する。），③適度な胆嚢収縮と胆汁排出とが定期的に行われて胆汁うっ滞を防ぐ，これらのことを目標とした食事とします。

❶ 規則正しい食生活

　食事をするとその食事量に合わせて胆汁が分泌されます。暴飲暴食，高脂肪食といった食事の場合には，それだけ胆汁が多く分泌され，それにつれて胆嚢・胆管の収縮が大きくなります。また，長時間にわたる絶食状態により，胆嚢内の胆汁はコレステロールで飽和され，胆汁の胆嚢内滞留時間が増加し，コレステロール胆石の形成の誘因となるので，朝食を抜いたり，食事の間隔が空き過ぎないようにします。つまり，食事は一定の時間に一定量をとるといった規則正しい食生活をすることによって，胆汁濃度を一定に保ち，胆石の生成を予防することにつながります。

❷ 栄養バランスを整える

1. 脂質の制限

　脂質は胆嚢収縮の刺激が最も強く，発作の誘因になりやすいので脂質を制限します。特に急性期ではできるだけ制限します。症状が安定すると，胆汁の排泄を促し，胆汁の胆嚢内うっ滞を避けるために，また，脂溶性ビタミン[*1]の不足を招かないためにも脂質の極端な制限はしません。

　適量の脂質は，適度の胆嚢収縮と胆汁の排泄を促します。

2. コレステロールの制限

　近年，食生活の欧米化に伴いコレステロール胆石が次第に増えています。

[*1] ビタミンA，ビタミンD，ビタミンE，ビタミンKは脂質に溶けるビタミンなので調理のときに油脂を用いると吸収される。

コレステロール胆石では，飽和脂肪酸やコレステロール含量の多い食品を制限します。

3. たんぱく質の摂取

急性期においては，たんぱく質は胆汁分泌を促して発作の誘因となるので制限しますが，症状が安定してくると徐々に増量していきます。

低たんぱく質食は色素胆石の生成を助長しやすいので，適正量をとるようにします。

4. 単純糖質[*2]の摂取過剰に注意する

急性期では脂質やたんぱく質が制限されるため，主なエネルギー源は炭水化物であり，回復期においても脂質の制限が残るため糖質の使用量が多くなります。ブドウ糖やショ糖の大量摂取は高インスリン血症を介して胆石生成の因子になるといわれています。また，とり過ぎは肥満を招き，トリグリセリド（中性脂肪）の上昇につながるので注意します。

5. 食物繊維を十分に摂取する

食物繊維はコレステロールの便への排泄を促します。また，便秘を予防するためにも十分摂取します。便秘は腸の内圧を高め，胆石発作の誘因にもなるので注意します。

6. 胃液の分泌を促進する食品を避ける

アルコール飲料，カフェイン飲料，炭酸飲料，刺激の強い香辛料は，胃液の分泌を促進する働きをもっています。胃の運動，胃液の分泌が亢進すると，十二指腸粘膜が刺激され，それによって胆嚢が収縮し，胆石発作の誘因となるので，これらの食品は控えめにします。

*2 ブドウ糖や果糖などの単糖類とショ糖などの二糖類。複合糖質に比べ吸収が早い。

II. 栄養基準（栄養補給）

病期，病状に応じて，段階的に脂質およびたんぱく質をコントロールし，適切な栄養補給を行います。表1に胆石症の栄養基準例を示します。

胆嚢炎では胆石を伴う場合が多く，栄養基準は胆石症の場合に準じます。

表1　胆石症の栄養基準例（1日あたり）

	エネルギー（kcal）	たんぱく質（g）	脂質（g）	備考
急性期	600	10	5	絶食，流動食
回復期 I	800〜1,600	20〜40	10〜20	分かゆ食，軟菜食
回復期 II	1,800	70	20〜30	軟菜食
無症状期（再発予防期）	1,800〜2,100	75	40〜50	常食

Ⅲ. 栄養食事療法の進め方

❶ 胆石症

1. 急性期

　急性期には，疼痛，悪心，嘔吐，発熱などのために食事の摂取は困難なことが多いので，1～2日間は絶食にして栄養補給は非経口的投与（輸液）とします。

　症状が改善してくれば，砂糖水，はちみつ湯，果汁，おもゆ，くず湯などの炭水化物（糖質）を中心とした流動食を少量ずつ与え，徐々に量を増やしていきます。なお，脂質の摂取はできるだけ少なくします。

2. 回復期

　初期の食事内容は糖質を主にした三分がゆとしますが，回復が進むに従って五分がゆ，七分がゆ，全がゆから普通食に戻していきます。副食のたんぱく質源は脂質含量の少ないものから始め，主食の形態に対応した調理形態とします。

　症状や食欲に応じて，次第に食事の量や質も普通の食事に近づけていきます。胆囊の適度な収縮を促し，胆汁うっ滞を防止するためにも適当量の脂質は必要ですが，多量の脂質は発作の誘因となるので，1日30g程度までとします。

3. 無症状期

　原則的には普通食でよいのですが，前述の「栄養食事療法の考え方」に記したことを守り，胆石発作を起こさないようにすることが大切です。脂質エネルギー比は20～25％程度とします。アルコール飲料の摂取は控えますが，隠し味に少量使用する程度は差し支えありません。肥満がある場合は，摂取エネルギーを制限し減量をします。

❷ 胆囊炎

　急性胆囊炎の場合は，発作時は1～2日間は絶食して栄養補給は非経口的投与（輸液）とします。痛みが軽減し吐き気がなくなった時期をみて栄養食事療法を開始します。

　急性胆囊炎の場合は，急性期，回復期とも胆石症に準じ，慢性胆囊炎の場合は，急性胆囊炎の回復期に準じます。また，胆石症を合併している場合，回復後は胆石症無症状期に準じます。

Ⅳ. 食事計画（献立）の立て方

　急性期では症状改善後，おもゆ，くず湯，みそ汁の上澄みなどを組合せ，回復に従って三分がゆ，五分がゆと食べ進めます。このときの主菜，副菜は脂肪の少ない食材を用いた煮物，蒸し物が中心となります。

　回復期の献立を立てる際には，1食あたりの量がほぼ均等になるように3食に配分します。食塩は1日10gを目安とし，野菜，海藻，きのこ等を使った献立を取り入れ，ビタミン，ミネラル，食物繊維が不足しないようにします。特に，カルシウム，鉄，脂溶性ビタミン（ビタミンA，D，E）などは不足しやすいので注意します。

　また，脂質制限のため献立が単調になる傾向にあるので，脂質の少ない食品の選択や調理の工夫によって，献立に変化をもたせるようにします。

❶ 食品の選び方

卵　類：症状が安定したら，たまご豆腐やたまごとじなど，加熱して使用します。

肉　類：肉の種類や部位によって脂質の含有量が大きく異なるので，脂質の少ない部位を選ぶようにします。
- 脂質の多い肉類：ウインナソーセージ，ベーコン，牛バラ，ロースハム，鶏肉（皮つき），牛肉・豚肉（脂身つき）など。
- 脂質の少ない肉類：鶏肉ではささ身や皮と脂を取り除いた部分，牛肉や豚肉ではヒレ肉やもも肉など。

魚介類：脂質の少ない魚を選びます。
- 脂質の多い魚介類：さんま，まぐろとろ，さば，いわし，うなぎ等
- 脂質の少ない魚介類：たら，ひらめ，たい，かつお等の白身魚，かに，脂質の少ない練り製品（はんぺん，かまぼこ等）

大豆・大豆製品：油揚げ，がんもどきなど脂質の多い食品は避けます。

牛乳・乳製品：低脂肪牛乳，スキムミルク，カッテージチーズなどを利用します。

穀　類：クロワッサンは脂質が多いので避けます。

果実類：1日に150～200gくらいを目安に摂取します。

その他：香辛料（カレー粉，からし，わさび），濃い茶，コーヒー，炭酸飲料等は避けます。コレステロール胆石では，コレステロールの多い食品，動物性脂肪を多く含む食品を控えます。

❷ 調理法

避けた方がよい調理法
- 天ぷら，フライ，唐揚げなどの揚げ物料理，中華料理など。

好ましい調理法
- 急性期は，果汁，おもゆ，くず湯，野菜スープ，はちみつ湯などの流動食とします。
- 回復期の分かゆ食では，煮る，蒸す，ゆでる，電子レンジなどの調理法，主食がごはんになると，焼く，ホイル焼き，酢の物，和え物，お浸しなどが可能です。炒め物はテフロン加工のフライパンを使用し，サラダにはノンオイルドレッシングやポン酢を利用するなど脂質を控えた調理法を工夫します。

V. 栄養教育

栄養教育は，栄養食事療法の基本方針に準じて行いますが，対象者に合わせて，具体的な実践方法を指導します。例えば，脂質の多い食品の具体例，脂質を減らすための調理のポイント，ビタミン，ミネラル，食物繊維をバランスよくとるための具体的なメニューの紹介など，さまざまな教育媒体を利用しながら理解させ，行動変容に結びつくように支援します。

❶ 肥満があれば減量の必要性を理解させます。

❷ 胆石による痛みや激しい発作は，中華料理や天ぷらなど脂肪分の多い食事，特に長期間の空腹の後の食べ過ぎ，飲み過ぎがきっかけになることが多いものです。いままでの食生活を振り返ってもらい，高脂肪食や飽和脂肪酸の多い食事内容になっていなかったか，あるいは，不規則な生活や過労が続いていなかったかなど，問題点に気づいてもらいます。

❸ 長期にわたる食事制限で栄養のバランスが悪くなっている人もみられるので，定期的な栄養評価も必要です。指導後は，必ず指導前と比較し，次の指導に活かすようにします。

食事計画 ｜ 献立例 1 ｜ 2,000 kcal（再発予防期）

毎食ごはんが主食，和食を中心とした春の献立

朝

献立	1人分材料・分量（目安量）	作り方
ごはん（主食）	ごはん 200 g	
じゃがいものみそ汁（汁）	じゃがいも 40 g さやえんどう 6 g カットわかめ 1 g みそ 12 g だし汁 150 g	① じゃがいもは皮をむきいちょう切りにする。 ② さやえんどうはすじを取り，さっとゆでる。わかめは水に漬けて戻しておく。 ③ だし汁で①を軟らかく煮，みそをだし汁で溶いて入れ，②を加えてひと煮立ちさせる。
豆腐のおかか焼き（主菜）	木綿豆腐 100 g なたね油 4 g みりん 6 g しょうゆ 6 g かつお節 1 g 青じそ 1 g	① 豆腐はキッチンペーパーで包み，電子レンジで1分加熱し，半分に切る。 ② フライパンに油を熱し，①を入れて中火で両面をこんがりと焼く。 ③ みりん，しょうゆを混ぜて②に加え，かつお節を加えて手早く全体にからめる。 ④ 器に青じそを敷いて盛る。
野菜の甘酢和え（副菜）	キャベツ 50 g きゅうり 10 g にんじん 10 g だいこん 10 g 塩 0.2 g 甘酢｛砂糖 3 g／塩 0.5 g／酢 7 g｝	① キャベツ，きゅうり，にんじん，だいこんは短冊切り。 ② ボウルに①を入れて塩を振り，よく混ぜてしんなりするまで軽い重しをする。 ③ 砂糖，塩，酢で甘酢をつくる。 ④ ②の水気を軽くきり，③の甘酢で和える。

昼

献立	1人分材料・分量（目安量）	作り方
ごはん（主食）	ごはん 200 g	
豚ヒレ肉のじぶ煮風（主菜）	豚肉（ヒレ） 60 g かたくり粉 4 g ブロッコリー 50 g 水 80 g 砂糖 3 g 酒 7 g しょうゆ 9 g	① 豚ヒレ肉は1cm厚さに切り，薄くかたくり粉を付ける。 ② ブロッコリーは小房に分けて，熱湯でゆで，水気をきる。 ③ 鍋に分量の水と砂糖，酒，しょうゆを入れて火にかけ，煮立ったら①を並べ入れ，再び煮立ったらあくを除き弱火で10～15分煮る。 ④ 豚肉を器に盛り，③の煮汁に②をくぐらせて盛り付ける。残りの煮汁を少量かける。
こまつなのごま和え（副菜）	こまつな 60 g ごま 2 g 砂糖 1 g しょうゆ 6 g だし汁（少々）	① こまつなは洗って，たっぷりの熱湯でゆで，水に入れあくを取り，水気をしぼって3cm長さに切る。 ② ごまはフライパンに入れ弱火で香ばしくいり，すり鉢でする。 ③ ②に砂糖，しょうゆ，だし汁を加えてすり混ぜ，①を入れ和える。
フルーツ盛り合わせ（デザート）	いちご 60 g キウイ 40 g	① いちごとキウイを食べやすい大きさに切り盛り合わせる。

胆嚢疾患

献 立	1人分材料・分量（目安量）	作り方
夕 ごはん（主食）	ごはん 200 g	
めばるの煮付け（主菜）	めばる 60 g ふき 15 g 水 30 g 酒 10 g みりん 6 g しょうゆ 8 g 木の芽（1枚）	① めばるはうろこを取り，水洗いし，両面に斜めに飾り包丁を入れる。 ② ふきは塩少々を振って板ずりし，熱湯でゆで，水で冷し，皮をむき，4 cm長さに切る。 ③ 鍋に，水，酒，みりん，しょうゆを入れ火にかけ，煮立ってきたら①のめばるを入れ煮る。 ④ 器にめばるを盛り，残った煮汁で②のふきを1〜2分煮て盛り添え，煮汁を少量かけて木の芽をあしらう。
茶碗蒸し（副菜）	卵 25 g だし汁 75 g 塩 0.5 g うすくちしょうゆ 0.5 g こえび 5 g 蒸しかまぼこ 5 g にんじん 5 g 生しいたけ 5 g みつば 1 g	① 卵は割りほぐし，だし汁，塩，うすくちしょうゆを混ぜ裏ごし器でこす。 ② こえびは竹串で引っ掛けて背わたを抜き，尾1節を残して殻をむく。かまぼこは適当に切り，にんじんは型抜きしてゆでる。生しいたけは石づきを切り落とし，そぎ切りにする。みつばは2〜3 cmに切る。 ③ 器に②を入れ，①の卵液を注ぐ。 ④ 蒸し器に③を入れ，2分ほど強火にし表面が白っぽく変わったら弱火にし，10〜12分蒸し，最後にみつばをのせて少し蒸す。（竹串を刺して卵液がつかなければ蒸し上がり）
五目豆（副菜）	ゆでだいず 30 g にんじん 10 g れんこん 20 g ごぼう 20 g さやいんげん 5 g 砂糖 4 g しょうゆ 6 g だし汁 100 g	① にんじん，れんこんは皮をむき，ごぼうは皮をこそげ，1 cm角に切り，れんこん，ごぼうは酢水に漬けてあくを抜く。 ② さやいんげんはすじを取り塩ゆでしておく。 ③ だし汁にゆでだいずと①を入れて4〜5分煮，砂糖の半量を加え10分程煮た後に残りの砂糖としょうゆを加えて軟らかくなるまで煮る。最後に②を加え少し煮る。

献 立	1人分材料・分量（目安量）	作り方
間食 ホットココア	牛乳 150 g ココア 15 g 砂糖 6 g	
シナモントースト	食パン 30 g（サンドイッチ用） マーガリン 2 g 砂糖 2 g シナモン（少々）	① 食パンはサンドイッチ用を四角に等分し，マーガリンをぬり，砂糖，シナモンをかけて，トースターでさっと焼く。

1日の栄養量

	E(kcal)	P(g)	F(g)	食塩(g)
朝	558	16.4	9.9	3.5
昼	530	24.3	3.3	2.3
夕	591	28.1	8.1	3.2
間食	287	8.9	9.7	0.7
計	1,966	77.6	31.0	9.6

P : F : C　P 15.8　F 14.2　C 70.0　%

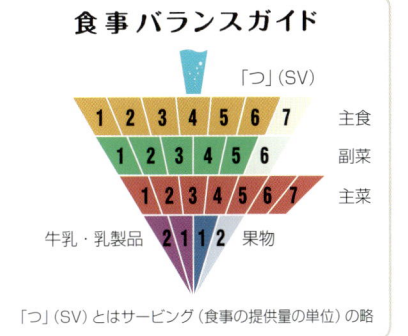

食事バランスガイド

	「つ」(SV)
主食	1 2 3 4 5 6 7
副菜	1 2 3 4 5 6
主菜	1 2 3 4 5 6 7
牛乳・乳製品 / 果物	2 1 1 2

「つ」(SV) とはサービング（食事の提供量の単位）の略

食事計画献立例1

食事計画 │ 献立例 1 2,000 kcal（再発予防期）

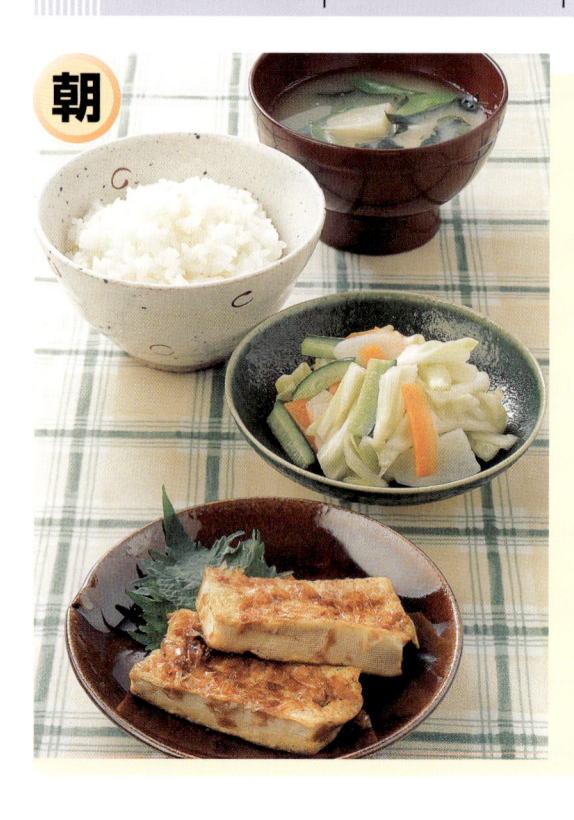

朝

●朝食は野菜やいも，海藻，豆腐料理を組合せて

- **主食** ごはん
  variation グリンピースごはん *p.100*
- **汁** じゃがいものみそ汁
  variation ながいものみそ汁
- **主菜** 豆腐のおかか焼き
  variation 豆腐のあんかけ *p.103*
- **副菜** 野菜の甘酢和え
  variation もやしの梅肉和え *p.106*

	E(kcal)	P(g)	F(g)	食塩(g)
ごはん	336	5.0	0.6	0.0
じゃがいものみそ汁	58	2.7	1.0	1.9
豆腐のおかか焼き	131	7.9	8.2	0.9
野菜の甘酢和え	33	0.9	0.1	0.7

昼

●じぶ煮は本来鴨料理ですが，小麦粉などをつけて煮るので軟らかい仕上がりです

- **主食** ごはん
- **主菜** 豚ヒレ肉のじぶ煮風
  variation 豚肉の野菜巻き *p.104*
- **副菜** こまつなのごま和え
  variation ほうれんそうのごま和え
- **デザート** フルーツ盛り合わせ

	E(kcal)	P(g)	F(g)	食塩(g)
ごはん	336	5.0	0.6	0.0
豚ヒレ肉のじぶ煮風	124	16.6	1.4	1.4
こまつなのごま和え	28	1.8	1.2	0.9
フルーツ盛り合わせ	42	0.9	0.1	0.0

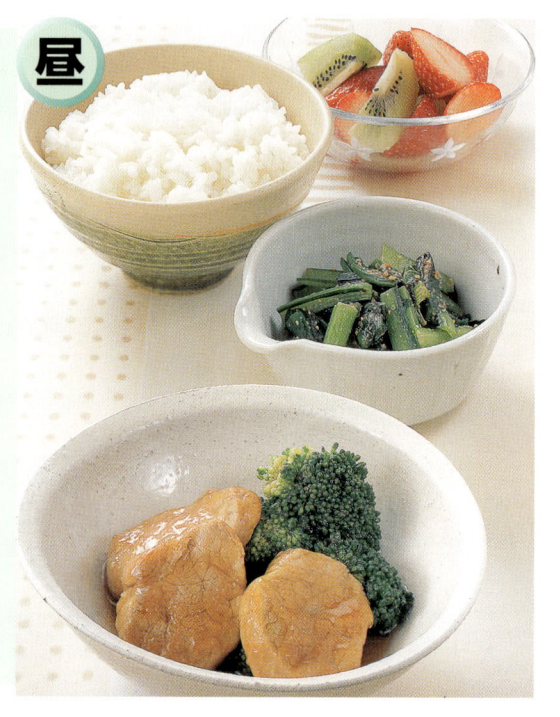

胆嚢疾患

夕

● 大豆やごぼうでカルシウム，マグネシウム，食物繊維を豊富にとります

- **主食** ごはん
  variation 梅ごはん *p.100*
- **主菜** めばるの煮付け
  variation いかとだいこんの煮物 *p.105*
- **副菜** 茶碗蒸し
  variation のっぺい汁 *p.102*
- **副菜** 五目豆
  variation 卯の花煮 *p.106*

	E(kcal)	P(g)	F(g)	食塩(g)
ごはん	336	5.0	0.6	0.0
めばるの煮付け	97	11.6	2.1	1.3
茶碗蒸し	51	5.1	2.7	0.9
五目豆	107	6.5	2.8	1.0

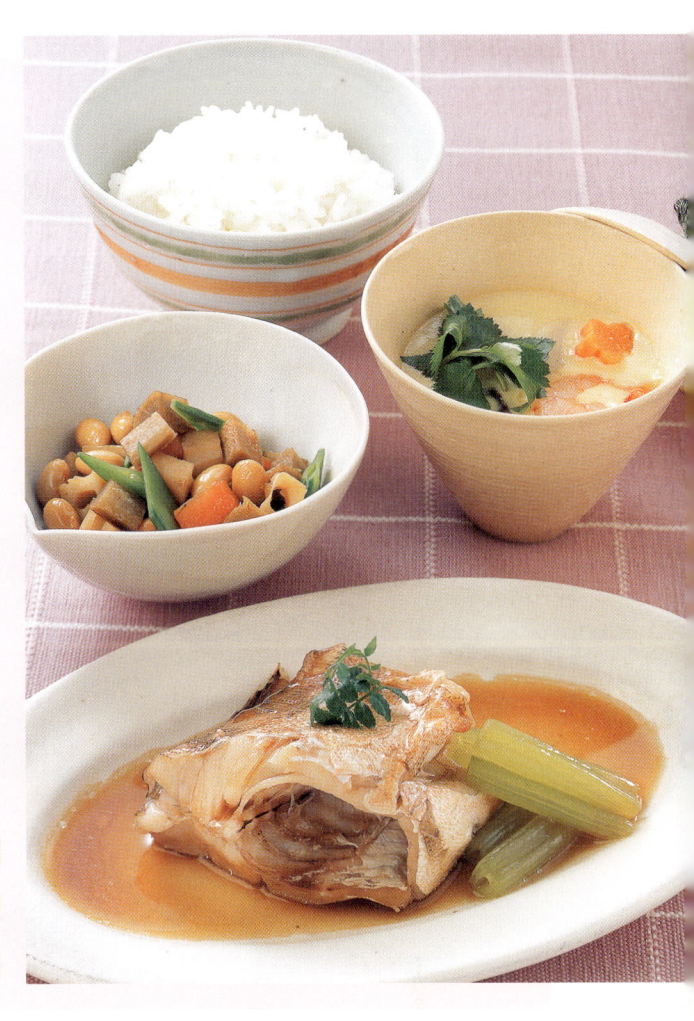

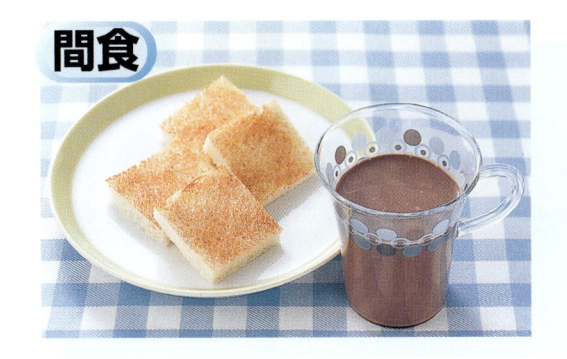

間食

- **間食** ホットココア
  シナモントースト

	E(kcal)	P(g)	F(g)	食塩(g)
ホットココア	185	6.1	6.7	0.3
シナモントースト	102	2.8	3.0	0.4

食事計画献立例1

食事計画 献立例 2　1,800 kcal（回復期Ⅱ）

脂質の少ない食品の選択と調理の工夫で朝食，夕食に洋風料理

朝

献立	1人分材料・分量（目安量）	作り方
はちみつトースト 主食	食パン 90 g はちみつ 20 g	
トマトのスクランブルエッグ 主菜	トマト 40 g 卵 50 g 塩 0.2 g なたね油 2 g パセリ（少々）	① トマトは皮をむき，種を除いて 1 cm 角に切る。 ② 卵は溶きほぐし，塩を混ぜる。 ③ 熱したフライパンに油を入れ，①を炒め，②を加えて混ぜ，半熟状になったら火を止める。 ④ 洗ったパセリを添える。
グリンピースのブレゼ 副菜	グリンピース（冷凍） 40 g ショルダーベーコン 2 g 洋風だし 40 g バター 1 g	① 鍋にグリンピース，刻んだベーコン，洋風だし，バターを入れて 7 分程弱火で煮る。 ＊ベーコンは本来避けるべき食材だが，彩りとしてここでは少量を使用した。
ミルクティー 飲み物	低脂肪牛乳 150 g 紅茶 50 g	

昼

献立	1人分材料・分量（目安量）	作り方
ごはん 主食	ごはん 200 g	
あじの塩焼き 主菜	あじ 60 g 　塩 0.7 g ししとうがらし 10 g しょうゆ 2 g	① あじは裏側の腹に包丁を入れてわたを取り，ぜいごを取って水洗いし，水気をふく。全体に塩を振り，20 分位おく。 ② ししとうがらしはへたと種を取って，しょうゆで味付けして焼く。 ③ ①のあじを焼き，②を添える。
切り昆布の煮物 副菜	さつま揚げ 20 g 刻み昆布（生） 45 g 　（乾製品の場合は 5 g） にんじん 15 g だし汁 60 g 砂糖 3 g しょうゆ 6 g	① さつま揚げは短冊に切る。 ② 昆布はさっと水洗いし，5 cm 長さに切る。にんじんはせん切りにする。 ③ 鍋にだし汁と材料・調味料を入れて 15 分程煮て，軟らかくなるまで煮る。
きのこのおろし和え 副菜	生しいたけ 20 g しめじ 20 g えのきたけ 10 g みつば 5 g だいこん 80 g 酢 8 g 塩 0.6 g だし汁 8 g	① 生しいたけ，しめじは石づきを取り，えのきたけは下方を切り取り長さを半分にする。アルミホイルに包み，焼き網にのせ蒸し焼きにする。しいたけはそぎ切り，しめじは小房に分ける。 ② みつばはさっとゆでて 3 cm 長さに切る。 ③ だいこんをすりおろし，軽く水気をきる。 ④ 酢，塩，だし汁と③を混ぜ合わせ，①，②を和える。

献 立	1人分材料・分量（目安量）	作り方
夕 ごはん（主食）	ごはん 200 g	
ロールキャベツとじゃがいものスープ煮（主菜）	牛肉（もも赤身ひき肉）30 g 豚肉（もも赤身ひき肉）30 g たまねぎ 10 g パン粉 3 g 牛乳 5 g 卵 5 g 塩 0.5 g こしょう（少々） キャベツ 100 g（大2枚） じゃがいも 60 g にんじん 30 g 固形コンソメ 1 g 水 150 g ケチャップ 10 g	① キャベツはゆでてざるに取って冷まし、芯をそいでおく。 ② パン粉に牛乳を入れてふやかす。 ③ たまねぎはみじん切りにし、ひき肉、②と卵、塩、こしょうをよく混ぜ合わせる。 ④ ③を①で包む。（1人前2個） ⑤ じゃがいも、にんじんは、皮をむき一口大に切る。 ⑥ 鍋に④を並べ、その上ににんじんを置き、水、固形コンソメを入れて火にかける。にんじんが少し軟らかくなったら、じゃがいもを加え、さらに煮込む。 ⑦ 器に⑥を盛り、スープを入れ、ケチャップをキャベツの上にかける。
ひじきのサラダ（副菜）	ひじき 5 g さくらえび 3 g たまねぎ 10 g にんじん 5 g リーフレタス 10 g 和風ドレッシング 15 g	① ひじき（干し）は洗ってたっぷりの水に20分程浸してふっくらと戻し、熱湯にひじきを入れて強めの中火で6〜7分ゆでて汁気をきる。（生ひじきの場合は洗って熱湯で20〜30秒ゆでる） ② たまねぎは薄切り、にんじんはせん切りにし、さっとゆでる。 ③ レタスは食べやすい大きさにちぎる。 ④ さくらえびとたまねぎ、ドレッシングを混ぜる。4〜5分おいてにんじん、①、③を加えて混ぜ、器に盛る。
メロン（デザート）	メロン 75 g	

献 立	1人分材料・分量（目安量）	作り方
間食 フルーツヨーグルト	りんご 20 g バナナ 30 g もも（白桃・缶詰）30 g みかん（缶詰）20 g プレーンヨーグルト 100 g 砂糖 3 g セルフィーユ（少々）	① りんご、バナナは皮をむき、同じ位の大きさの乱切りにし、みかん缶詰のシロップに漬けておく。もも（缶詰）も食べやすい大きさに切っておく。 ② プレーンヨーグルトに砂糖を混ぜる。 ③ 水気をきった①を②で和える。 ④ 器に③を盛り、セルフィーユを添える。

1日の栄養量

	E(kcal)	P(g)	F(g)	食塩(g)
朝	520	23.7	14.0	2.2
昼	497	23.2	3.9	3.6
夕	618	25.7	6.4	2.8
間食	148	4.2	3.1	0.1
計	1,784	76.8	27.4	8.7

P：F：C　P 17.2　F 13.8　C 68.9　%

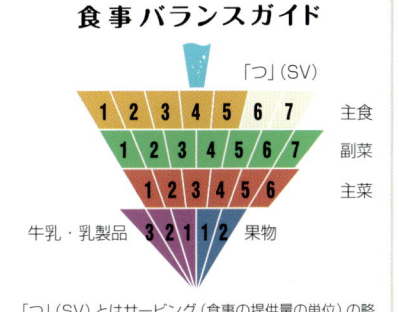

食事バランスガイド

主食 1 2 3 4 5 6 7
副菜 1 2 3 4 5 6 7
主菜 1 2 3 4 5 6
牛乳・乳製品 3 2 1　果物 1 2

「つ」(SV)とはサービング（食事の提供量の単位）の略

食事計画 | 献立例 2 | 1,800 kcal（回復期Ⅱ）

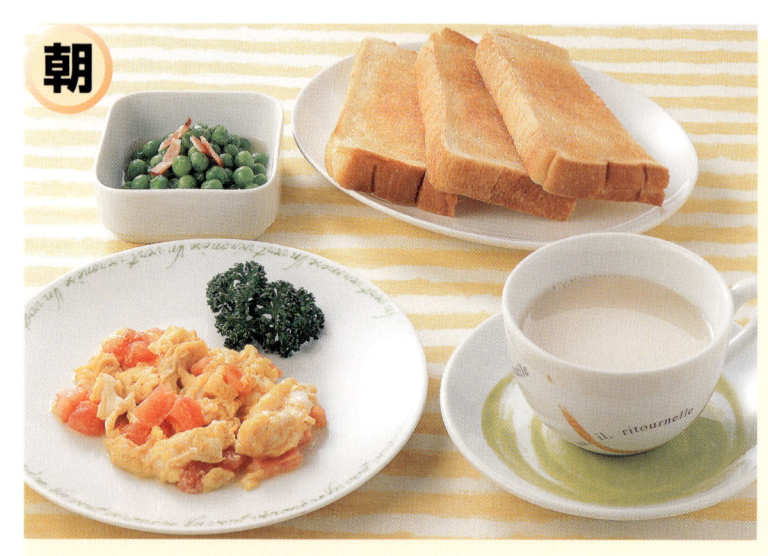

朝

● テフロン加工のフライパンでスクランブルエッグは油を節約

主食	はちみつトースト
主菜	トマトのスクランブルエッグ *variation* ゆでたまごと野菜のサラダ *p.103*
副菜	グリンピースのブレゼ
飲み物	ミルクティー *variation* ミルク入り野菜ジュース *p.108*

	E(kcal)	P(g)	F(g)	食塩(g)
はちみつトースト	296	8.4	4.0	1.2
トマトのスクランブルエッグ	102	6.4	7.2	0.4
グリンピースのブレゼ	53	3.1	1.3	0.3
ミルクティー	70	5.8	1.5	0.3

昼

● 和食メニューは脂肪を低減

主食	ごはん *variation* おにぎり3種 *p.100*
主菜	あじの塩焼き *variation* 焼きあじの二杯酢 *p.105*
副菜	切り昆布の煮物 *variation* 根菜とひじきの煮物 *p.107*
副菜	きのこのおろし和え *variation* オクラのおろし和え

	E(kcal)	P(g)	F(g)	食塩(g)
ごはん	336	5.0	0.6	0.0
あじの塩焼き	77	12.8	2.1	1.2
切り昆布の煮物	56	3.6	0.8	1.9
きのこのおろし和え	28	1.8	0.3	0.6

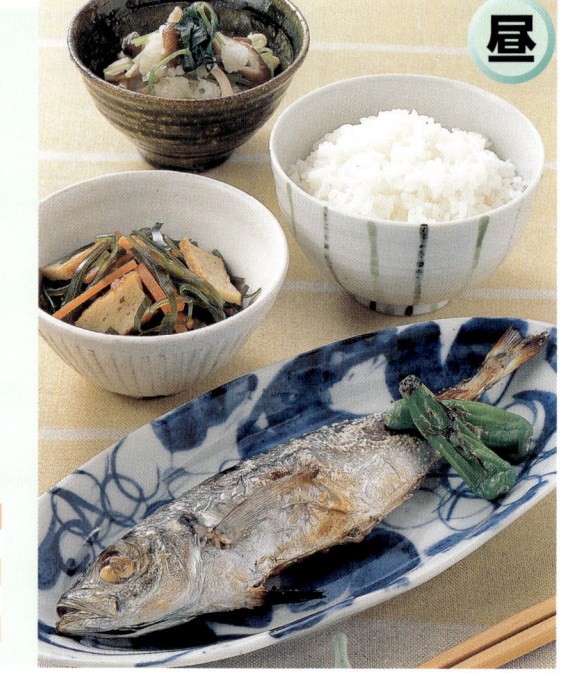

胆嚢疾患

夕

● ロールキャベツはもも肉を使って低脂肪に

主食 ごはん

主菜 ロールキャベツとじゃがいものスープ煮
variation 豆腐ハンバーグ *p.104*

副菜 ひじきのサラダ
variation アスパラガスのヨーグルトドレッシングかけ *p.107*

デザート メロン
variation パインアップル

	E(kcal)	P(g)	F(g)	食塩(g)
ごはん	336	5.0	0.6	0.0
ロールキャベツとじゃがいものスープ煮	214	16.6	5.5	1.4
ひじきのサラダ	36	3.2	0.2	1.4
メロン	32	0.8	0.1	0.0

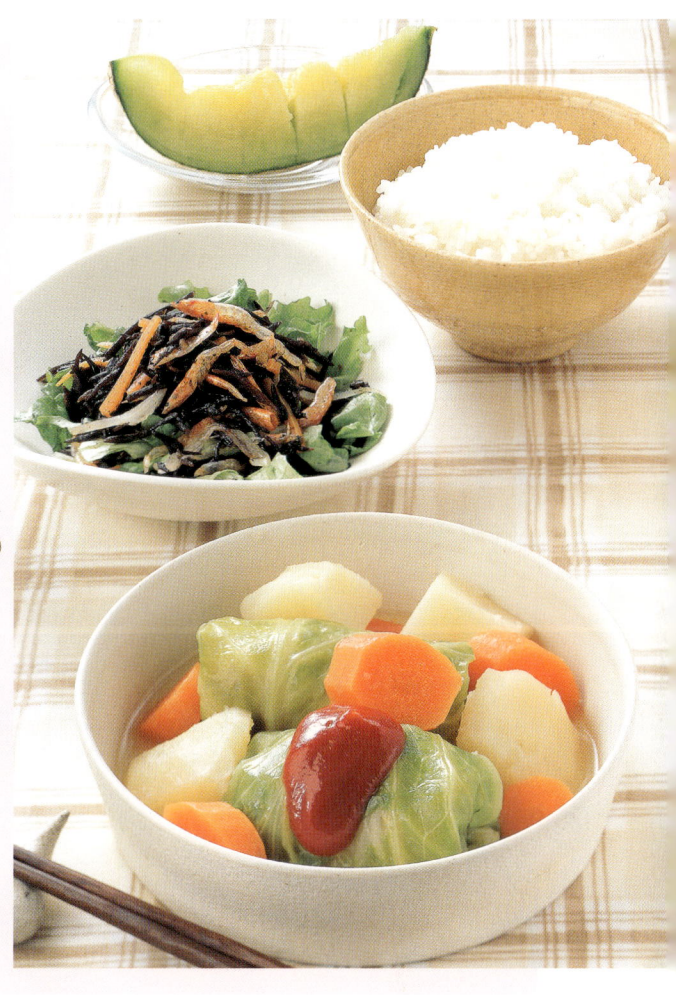

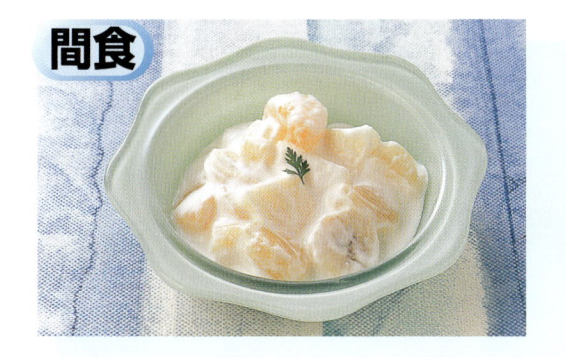

間食

間食 フルーツヨーグルト
variation キウイのヨーグルトシェイク *p.108*

	E(kcal)	P(g)	F(g)	食塩(g)
フルーツヨーグルト	148	4.2	3.1	0.1

食事計画献立例2

食事計画 | 献立例 3 | 1,800 kcal（回復期Ⅱ）

毎食ごはんが主食，脂質をおさえた冬の和風献立

朝

献立	1人分材料・分量（目安量）	作り方
ごはん（主食）	ごはん 200 g	
だいこんとさといものみそ汁（汁）	だいこん 20 g　だし汁 150 g にんじん 10 g さといも 20 g 長ねぎ 5 g みそ 12 g	①だいこん，にんじん，さといもは皮をむき，乱切りにする。さといもは水に漬けてあくを取り，水気をきる。 ②ねぎは小口切りにする。 ③だし汁で①を軟らかく煮，みそをだし汁で溶いて入れ，②を加える。
じゃこ納豆（主菜）	納豆 40 g　練りからし（少々） しらす干し 5 g　しょうゆ 1 g 万能ねぎ 2 g	①しらす干しはざるに入れて熱湯を回しかけ，水気をきる。 ②万能ねぎは小口切りにし，水でさらし，水気をしぼる。 ③納豆，しょうゆ，練りからし，①，②を混ぜる。
きゅうりの浅漬（副菜）	きゅうり 70 g しょうが 2 g 塩 0.7 g ごま油 1 g	①きゅうりはたたいてから乱切りにする。しょうがはみじん切りにする。 ②きゅうりに，塩，しょうがを加え，よく混ぜてから，ごま油を入れて混ぜる。
りんご（デザート）	りんご 100 g	

昼

献立	1人分材料・分量（目安量）	作り方
ごはん（主食）	ごはん 200 g	
あさりの清し汁（汁）	あさり 20 g（正味） 水 150 g だし昆布（適宜） 根みつば 5 g 塩 0.3 g うすくちしょうゆ 1 g	①鍋に水，あさり，切り目を入れただし昆布を加えて中火にかけ，沸騰寸前に昆布を取り出し弱火にし，あくをすくい取りながら煮，あさりの口が開いたら塩，しょうゆで調味しひと煮立ちさせる。 ③3 cmに切ったみつばを①に加える。
鶏ささ身の梅しそはさみ蒸し（主菜）	鶏肉（ささ身）60 g 　塩 0.3 g 　酒 2 g 青じそ 2 g 梅肉 10 g サラダな 10 g ミニトマト 30 g レモン 15 g（1/8個）	①ささ身はすじを取って，観音開きにする（ささ身の真ん中から包丁を入れ，厚みをそぐように切り，片側を開いたらもう一方も開く。端は残して切り開く）。塩と酒をまぶす。 ②しその葉と梅肉を①ではさみ，バットに並べる。 ③②のバットをアルミホイルをかぶせて鍋に入れ，バットの深さの1/3まで水をはり，ふたをして蒸す。 ④器に洗ったサラダな，ミニトマト，③を盛り，くし型に切ったレモンを添える。
しゅんぎくとほうれんそうの白和え（副菜）	しゅんぎく 30 g ほうれんそう 20 g 木綿豆腐 40 g いりごま 3 g 砂糖 3 g 塩 0.5 g	①しゅんぎくは茎のかたいところを除いてゆで，水に取る。ほうれんそうも洗って，熱湯に根元から入れてゆで，水に取る。冷めたら水気をしぼり3～4 cm長さに切る。 ②豆腐は布巾で軽く水気をしぼっておく。 ③すり鉢にごまを入れ，滑らかになるまですり，②を入れて，さらにすり，これに砂糖と塩を加えて調味し，①を加えて和える。
みかん（デザート）	みかん 70 g	

胆嚢疾患

献立	1人分材料・分量（目安量）	作り方
夕 ごはん（主食）	ごはん 200g	
なめこ汁（汁）	なめこ（ゆで）20g　みそ12g 長ねぎ5g　だし汁150g	① 鍋にだし汁を煮立て，なめこを加えて煮，だし汁で溶いたみそを加える。 ② 小口切りしたねぎを加え，ひと煮立ちしたら火を止める。
さわらのかぶら蒸し（主菜）	さわら60g　（くずあん） 塩0.5g　だし汁50g 酒2g　うすくち きくらげ0.2g　しょうゆ4g にんじん5g　みりん4g かぶ60g　かたくり粉2g 卵白10g ぎんなん4g（2粒） 根みつば2g （わさび少々）	① さわらは三枚におろし，塩，酒を振ってしばらくおく。 ② きくらげは水で軟らかく戻し，石づきを取ってせん切り。にんじんは花形に切り，ゆでる。 ③ かぶはすりおろし，裏ごし器に入れて水気をきる。 ④ 卵白を八分立てに泡立て③のかぶに混ぜ合わせる。これに②のきくらげを混ぜる。 ⑤ 器に①のさわらを入れ，④をのせ，にんじん，ぎんなんを添え，湯気の立った蒸し器に入れて，中火で10～15分蒸す。火からおろす直前にみつばを添える。 ⑥ 鍋にだし汁，うすくちしょうゆ，みりんを合わせて煮立て，かたくり粉でとろみをつけ，⑤にかける。少量ならわさびを添えてもよい。
ごぼうのきんぴら（副菜）	ごぼう50g にんじん5g なたね油2g だし汁15g 砂糖2g，みりん4g しょうゆ4g 七味とうがらし（少々）	① ごぼうは5cm長さのせん切りにし，水に漬ける。2～3回水を取り替えてあくを抜き，水気をきる。 ② にんじんは5cm長さのせん切りにする。 ③ 鍋に油を引き，ごぼうを入れて少し炒めてからだし汁を加えしんなりしたら，にんじん，砂糖，みりん，しょうゆを加え，煮汁がなくなるまで煮る。 ④ 仕上げに七味とうがらしを混ぜる。
かぶの葉のたらこ和え（副菜）	かぶの葉50g たらこ7g レモン果汁5g なたね油2g いりごま1g	① かぶの葉は，色よくゆでて水に漬け，水気をしぼって細く刻む。 ② たらこは中身をしごき出し，レモン汁を加えてほぐす。 ③ フライパンに油を熱し，①を炒め，②を加えてさっと混ぜる。 ④ 器に盛り，いりごまを振る。

献立	1人分材料・分量（目安量）	作り方
間食 かぼちゃの茶巾絞り	かぼちゃ（西洋）60g スキムミルク12g 砂糖3g シナモンシュガー1g	① かぼちゃは種を取り皮をむき，一口大に切ってラップで包み電子レンジで2分30秒加熱して軟らかくする。 ② 熱いうちにつぶしてスキムミルク，砂糖を混ぜ，2等分する。 ③ ラップで茶巾しぼりにし，好みでシナモンシュガーを振る。

1日の栄養量

	E(kcal)	P(g)	F(g)	食塩(g)
朝	546	16.8	6.9	2.8
昼	548	25.8	4.9	2.6
夕	638	25.6	12.5	3.9
間食	113	5.2	0.3	0.2
計	1,845	73.4	24.6	9.5

P：F：C　P 15.9　F 12.0　C 72.1　％

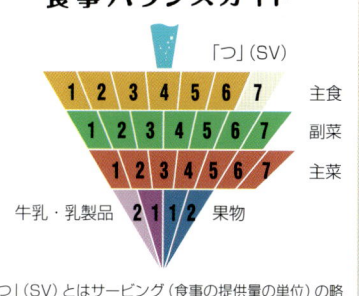

食事バランスガイド

「つ」(SV)
主食 1 2 3 4 5 6 7
副菜 1 2 3 4 5 6 7
主菜 1 2 3 4 5 6 7
牛乳・乳製品 2　果物 1 1 2

「つ」(SV)とはサービング（食事の提供量の単位）の略

食事計画献立例3

食事計画｜献立例 3　　1,800 kcal（回復期Ⅱ）

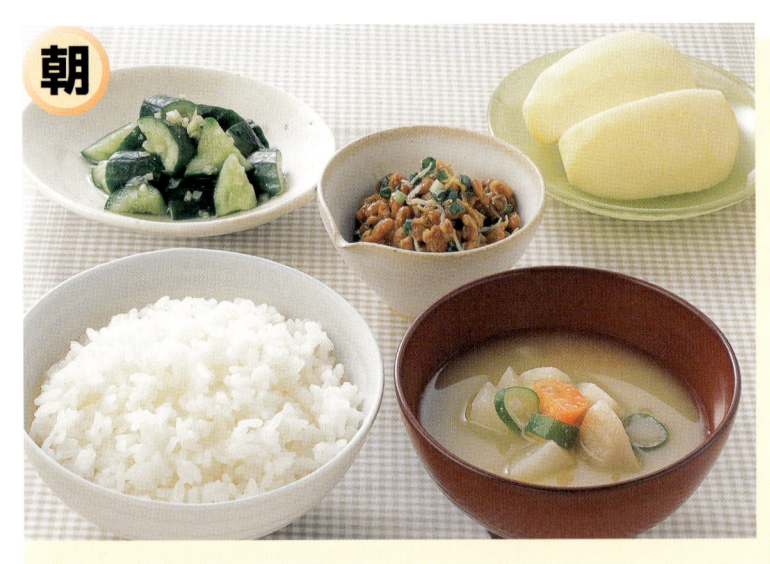

朝

● 実だくさんのみそ汁で満腹感。じゃこの塩味を考慮して味付けを

主食	ごはん *variation*　五目雑炊（主食・汁のバリエーションとして）*p.101*
汁	だいこんとさといものみそ汁 *variation*　スキムミルク入りみそ汁 *p.102*
主菜	じゃこ納豆 *variation*　オクラ納豆
副菜	きゅうりの浅漬 *variation*　もやしの梅肉和え *p.106*
デザート	りんご *variation*　バナナ

	E(kcal)	P(g)	F(g)	食塩(g)
ごはん	336	5.0	0.6	0.0
だいこんとさといものみそ汁	45	2.2	0.9	1.6
じゃこ納豆	92	8.7	4.2	0.5
きゅうりの浅漬	20	0.7	1.1	0.7
りんご	54	0.2	0.1	0.0

昼

● 低脂肪のささ身と香りのよいしゅんぎくを使って

主食	ごはん *variation*　しゅんぎくとかにの菜めし *p.101*
汁	あさりの清し汁 *variation*　はまぐりの吸い物
主菜	鶏ささ身の梅しそはさみ蒸し *variation*　鶏むね肉のホイル焼き *p.104*
副菜	しゅんぎくとほうれんそうの白和え *variation*　高野豆腐の含め煮 *p.107*
デザート	みかん *variation*　グレープフルーツ

	E(kcal)	P(g)	F(g)	食塩(g)
ごはん	336	5.0	0.6	0.0
あさりの清し汁	8	1.4	0.1	0.9
鶏ささ身の梅しそはさみ蒸し	104	14.6	0.7	1.1
しゅんぎくとほうれんそうの白和え	69	4.4	3.5	0.6
みかん	32	0.5	0.1	0.0

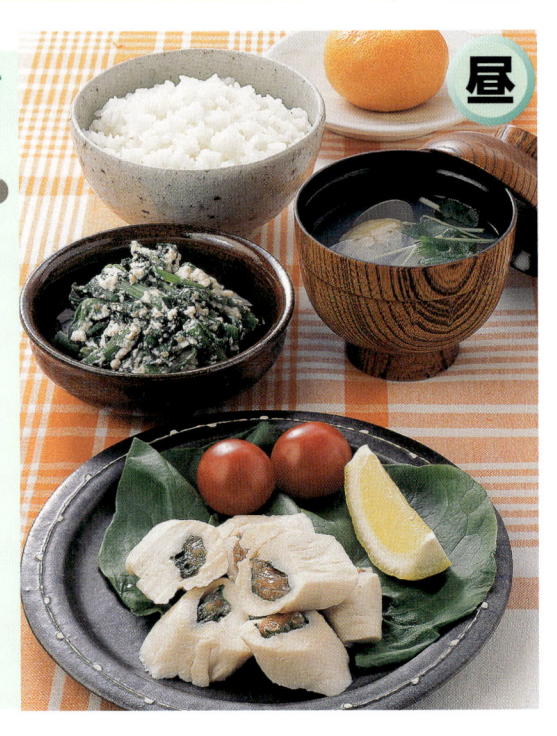

胆嚢疾患

夕

● かぶの葉はビタミンA・C，カルシウムが豊富，捨てずに利用します

主食	ごはん *variation* あずきがゆ *p.101*
汁	なめこ汁 *variation* えのきたけのみそ汁
主菜	さわらのかぶら蒸し *variation* ひらめのちり蒸し *p.105*
副菜	ごぼうのきんぴら *variation* れんこんのきんぴら
副菜	かぶの葉のたらこ和え *variation* 根菜とひじきの煮物 *p.107*

	E(kcal)	P(g)	F(g)	食塩(g)
ごはん	336	5.0	0.6	0.0
なめこ汁	29	2.0	0.9	1.6
さわらのかぶら蒸し	155	14.2	6.0	1.4
ごぼうのきんぴら	73	1.3	2.1	0.6
かぶの葉のたらこ和え	46	3.1	2.9	0.3

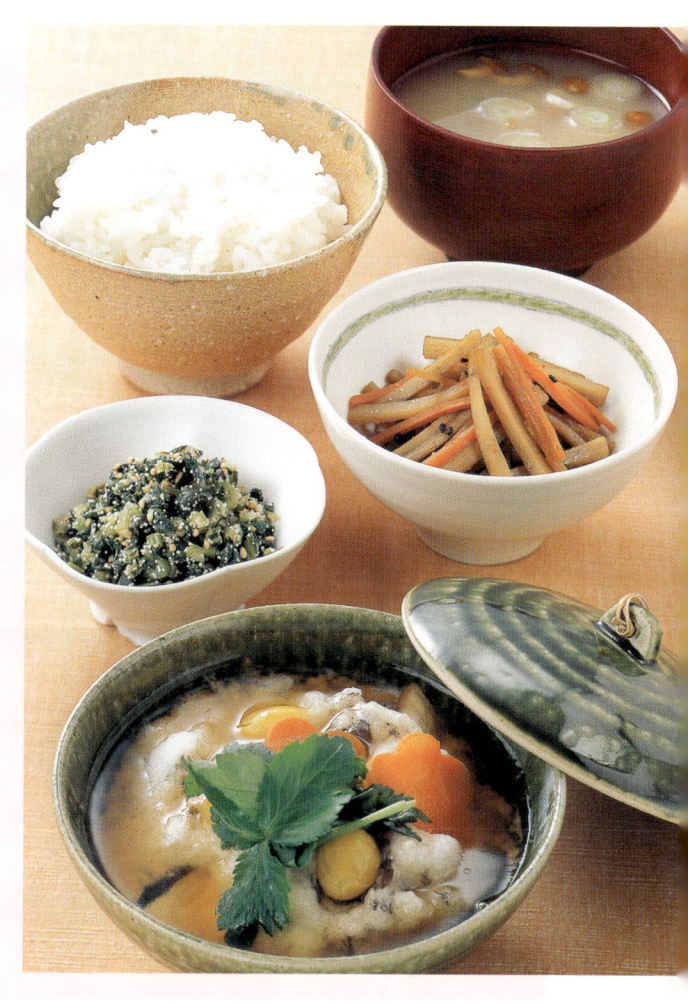

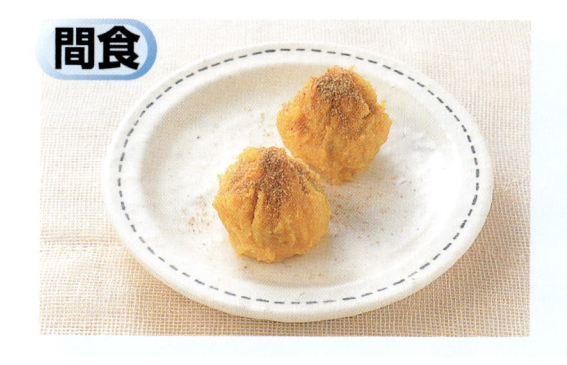

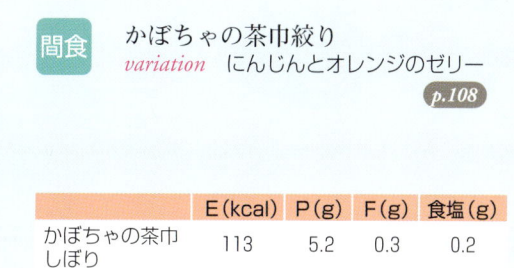

間食

間食	かぼちゃの茶巾絞り *variation* にんじんとオレンジのゼリー *p.108*

	E(kcal)	P(g)	F(g)	食塩(g)
かぼちゃの茶巾しぼり	113	5.2	0.3	0.2

食事計画献立例3

組合せ料理例

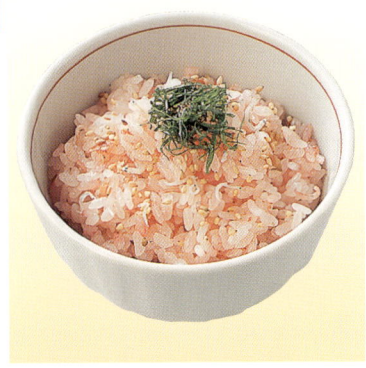

主食

梅ごはん

材料・分量（目安量）

米	80 g	酒	5 g
水	120 g	青じそ	(少々)
梅干し	10 g	ごま	(少々)
しらす干し	2 g		

作り方

① 米は炊く30分前に洗ってざるに上げ，水気をきる。
② 梅干しは種を除いて梅肉を細かくほぐしておく。
③ しらす干しはざるに入れて熱湯をかける。
④ 米に水，酒，梅肉，しらす干しを入れ，普通に炊き上げ，10分程蒸らす。
⑤ 青じそは中央の葉芯を除いてせん切りにし，水にさらして水気をしぼる。
⑥ ごはんをさっくりと混ぜて器に盛り，青じそといったごまを散らす。

●梅干しとしらす干しの塩分によって塩を補います。

E(kcal)	P(g)	F(g)	食塩(g)
298	5.5	1.0	2.3

グリンピースごはん

材料・分量（目安量）

米	80 g	塩	1.5 g
水	120 g	酒	4 g
グリンピース	30 g		

作り方

① 米は炊く30分から1時間前に洗い，水に浸しておく。
② グリンピースは洗って分量の塩から少量を取って振り，混ぜ合わせる。
③ ①に酒と残りの塩，②を加えてひと混ぜし，普通に炊き上げる。

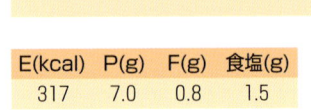

●色よく仕上げたい場合は豆は塩ゆでし，火を消す直前に加えます。

E(kcal)	P(g)	F(g)	食塩(g)
317	7.0	0.8	1.5

おにぎり3種

材料・分量（目安量）

ごはん	200 g	わかめおにぎり	
かつお節おにぎり		カットわかめ	1 g
花かつお	0.5 g	木の芽みそ焼きおにぎり	
しょうゆ	2 g	麦みそ	4 g
焼きのり	0.3 g	木の芽	(少々)
		酒	(少々)

作り方

① 花かつおにしょうゆをかける。塩の入った手水をつけごはんを軽く握り，中へ花かつおを入れ握りなおし，三角形に仕上げて，のりを巻く。
② カットわかめは湿った布巾に包んで均等に湿らせ，細かく刻む。温かいおにぎりに刻みわかめをまぶす。
③ 木の芽をすり鉢ですり，みそ，酒少々をすり合わせ，木の芽みそをつくる。ごはんをかたく握り，両面を焼き片面に木の芽みそをぬり，こんがりと焼く。

●わかめおにぎりは，自然の塩気と磯の香りをいかして。

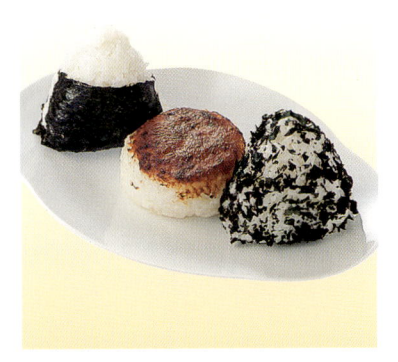

E(kcal)	P(g)	F(g)	食塩(g)
349	6.2	0.8	1.0

五目雑炊

材料・分量（目安量）

ごはん	100 g	長ねぎ	10 g
さといも	80 g	鶏肉（むね皮なし）	20 g
にんじん	10 g	だし汁	280 g
だいこん	15 g	みそ	6 g

作り方

① さといもは洗って皮をむき，3 mm厚さの輪切り，にんじんとだいこんはいちょう切り。ねぎは1 cmのぶつ切り。
② 鶏肉は小さく切っておく。
③ 鍋にだし汁，①，②を入れ煮る。あくが出たらすくう。
④ ごはんはよく水洗いして③に入れて混ぜ，みそを加える。火を止める前にねぎを入れる。

●汁の実の材料を利用してつくった実だくさんの満腹感のある雑炊です。

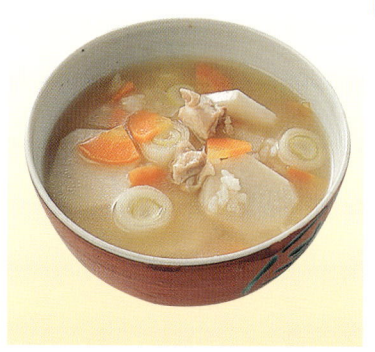

E(kcal)	P(g)	F(g)	食塩(g)
260	9.5	1.4	1.1

しゅんぎくとかにの菜めし

材料・分量（目安量）

ごはん	200 g	ゆず皮	（少々）
しゅんぎく	20 g		
塩	1.5 g		
かに（水煮缶詰）	20 g		

作り方

① しゅんぎくは洗って葉先の部分をつまみ，さっと塩ゆでし，冷水に取り，水気をかたくしぼり，みじん切りにする。
② かには身を軽くほぐす。
③ ゆず皮はせん切りにする。
④ 十分に蒸らした熱いごはんはしゃもじで上下をほぐして粗熱を取り，①，②を加えて切るように混ぜる。
⑤ 器に盛ってゆず皮を添える。

●だいこんやかぶの葉，みつば，せりなど季節の葉ものを使用できます。

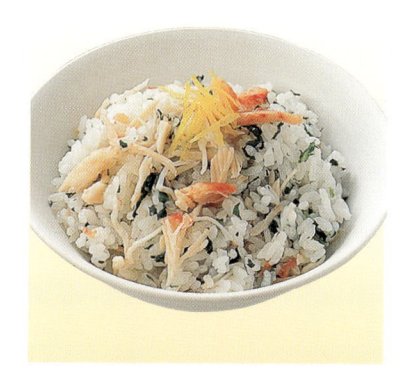

E(kcal)	P(g)	F(g)	食塩(g)
358	9.6	0.7	1.8

あずきがゆ

材料・分量（目安量）

米	30 g	塩	0.7 g
あずき	10 g	もち	50 g
水	300 g	塩昆布	2 g

作り方

① 米は炊く30分前に洗ってざるに上げ，水気をきる。
② あずきは洗って，豆が浸るほどの水を入れて火にかけ，煮立ったら湯を捨て，再度水を加えて煮立て，差し水をしながら八分どおり軟らかくなるまで煮る。
③ ①に②のあずきを煮汁ごと加えて中火にかけ，煮立ったら弱火にして30〜40分炊く。ふたはせず，途中で混ぜないで炊く。
④ 塩を加え静かに混ぜ，仕上がりにゆでたもちを加え，塩昆布の細切りをのせる。

●あずきはほとんど吸水しないため，水に浸さずに調理します。

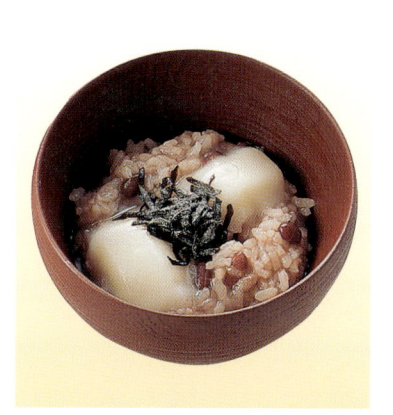

E(kcal)	P(g)	F(g)	食塩(g)
260	6.3	0.9	1.1

組合せ料理例

汁

かぼちゃのクリームスープ

材料・分量（目安量）

かぼちゃ	60 g	水	200 g
たまねぎ	25 g	固形コンソメ	2 g
バター	3 g	スキムミルク	10 g
		塩	0.8 g

作り方
① かぼちゃ，たまねぎは皮をむき薄切り。これを鍋に入れバターで炒め，水とコンソメを加えて軟らかくなるまで煮る。煮汁ごとミキサーにかけ，鍋に戻す。
② ①にスキムミルクを加え，塩で味を調え，とろ火で煮込む。

● スキムミルクを使用すると，カルシウム豊富で低脂質です。

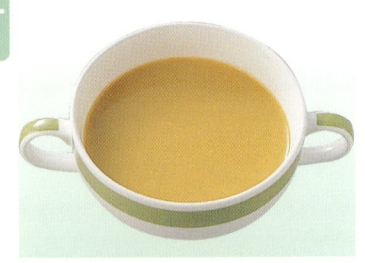

E(kcal)	P(g)	F(g)	食塩(g)
127	4.9	2.8	1.9

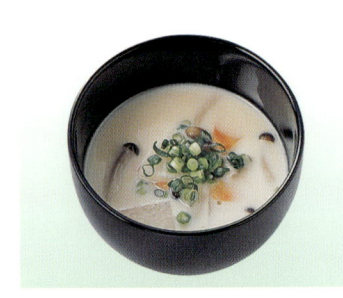

スキムミルク入りみそ汁

材料・分量（目安量）

だいこん	30 g	みそ	10 g
にんじん	10 g	スキムミルク	10 g
しめじ	10 g	万能ねぎ	3 g
だし汁	150 g		

作り方
① だいこん，にんじんは薄いいちょう切り。だし汁で軟らかく煮，石づきを取ってほぐしたしめじを入れて少し煮る。みそをだし汁で溶いて入れる。
② ①にスキムミルクを入れ，2 cm位に切った万能ねぎを加える。

● スキムミルクを溶かす温度は60℃位か水で。熱湯ではだまができます。

E(kcal)	P(g)	F(g)	食塩(g)
71	5.9	1.0	1.5

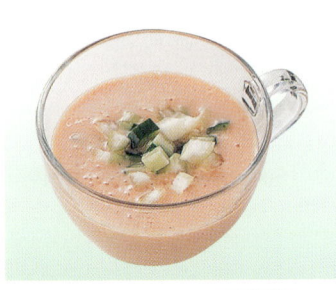

ヨーグルトとトマトのスープ

材料・分量（目安量）

プレーンヨーグルト	50 g	セロリー	10 g
スキムミルク	8 g	こしょう	（少々）
トマトジュース（無塩）	70 g	塩	0.5 g
きゅうり	10 g	レモン汁	4 g

作り方
① きゅうりとセロリーは5mm角位に切る。
② トマトジュースにスキムミルクを加えてよく混ぜ，ヨーグルトに少しずつかき混ぜながら入れ，レモン汁と塩，こしょうで調味。器に入れ，①を加える。

● よく冷したトマトジュースを少しずつかき混ぜながら加えます。

E(kcal)	P(g)	F(g)	食塩(g)
76	5.2	1.7	0.7

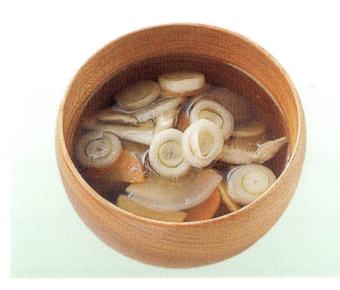

のっぺい汁

材料・分量（目安量）

だいこん	20 g	長ねぎ	5 g
にんじん	10 g	だし汁	150 g
さといも	20 g	塩 0.8 g　しょうゆ	1 g
ごぼう 15 g 乾しいたけ	1 g	かたくり粉	1.5 g

作り方
① だいこん，にんじん，さといもはいちょう切り，ごぼうは小口に切る。ごぼうは水に浸してあくを取り，水気をきる。乾しいたけは戻して薄く切る。ねぎは小口切り。
② 野菜を煮て塩，しょうゆで調味，かたくり粉でとろみをつけねぎを入れる。

● 根菜やきのこの汁物は食物繊維が豊富です。

E(kcal)	P(g)	F(g)	食塩(g)
42	1.8	0.3	1.1

胆嚢疾患

豆腐のあんかけ

材料・分量（目安量）

木綿豆腐	100 g	みつば	2 g
こえび	10 g	だし汁	60 g
たけのこ	10 g	みりん	3 g
たまねぎ	15 g	しょうゆ	4 g
乾しいたけ	1 g	かたくり粉	1 g

作り方
① えびは背わたを取り除き，殻をむく。
② たけのこ，たまねぎは薄切り，乾しいたけは戻して細く切る。
③ みつばはゆで，水に漬け，3cmに切る。
④ 鍋にだし汁，②を入れて煮，火が通ったら①を加えて煮る。みりんとしょうゆで調味し，水溶きかたくり粉でとろみをつける。
⑤ 豆腐は四角に切り，だし昆布と塩少々を入れただし汁で温めておき，水気をきって器に盛り，④のあんをかけ，③のみつばを添える。

● 塩ひとつまみ入れると豆腐がかたくなりにくくなります。

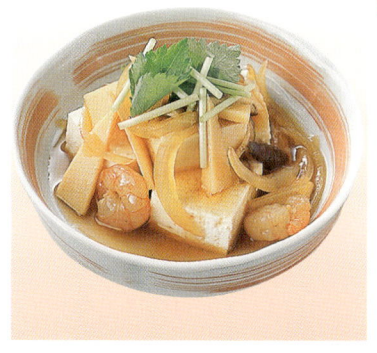

E(kcal)	P(g)	F(g)	食塩(g)
106	9.8	4.4	0.7

茶巾豆腐

材料・分量（目安量）

木綿豆腐	120 g	だし汁	70 g
にんじん	5 g	塩	0.5 g
しめじ	5 g	しょうゆ	3 g
ゆでぎんなん	6 g（3個）	かたくり粉	1 g
塩	0.5 g	かいわれだいこん	3 g
砂糖	1 g		

作り方
① 豆腐は布巾で包み，水気をきつくしぼる。にんじんはせん切りにし，しめじはばらしてゆでる。かいわれだいこんもゆでる。ぎんなんは半分に切る。
② ①，塩，砂糖を混ぜ，茶巾しぼりの要領でラップでしぼり，口をゴムで結ぶ。
③ ②を蒸し器に入れ，強火で5～6分蒸す。
④ だし汁，塩，しょうゆを煮立て，水溶きかたくり粉を加えとろみをつける。
⑤ ③のラップをはずして器に入れ，かいわれだいこんを添え，④をかける。

● 豆腐は良質たんぱく質とカルシウムに富み消化もよい。

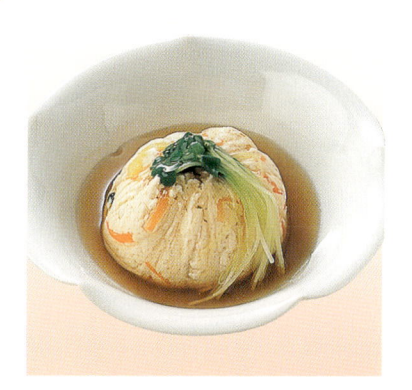

E(kcal)	P(g)	F(g)	食塩(g)
111	9.0	5.2	1.5

ゆでたまごと野菜のサラダ

材料・分量（目安量）

卵	50 g	グリーンリーフ	10 g
ミニトマト	45 g	ノンオイルドレッシング	
きゅうり	30 g		15 g

作り方
① 卵は常温に戻し，好みのかたさにゆで，水に取って，殻をむく。
② ミニトマトは半分に切り，きゅうりは輪切り，グリーンリーフは洗い水気をきる。
③ ①を一口大に切り，②と合わせ，ノンオイルドレッシングで和える。
④ 器にグリーンリーフを入れ，③を盛り付ける。

● 半熟たまごは沸騰後5分程度，かたゆでは12分程度が目安です。

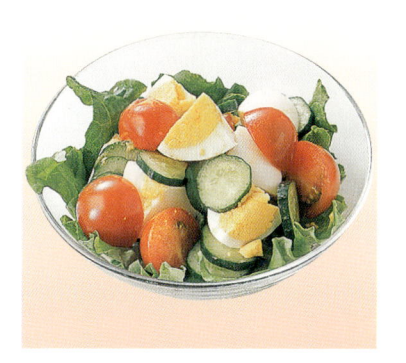

E(kcal)	P(g)	F(g)	食塩(g)
107	7.6	5.3	1.3

組合せ料理例

組合せ料理例

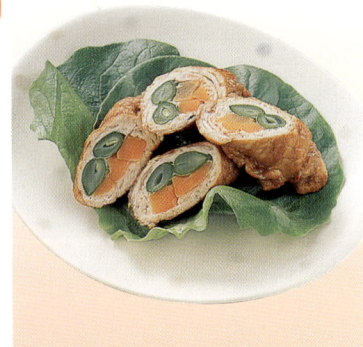

主菜

豚肉の野菜巻き

材料・分量（目安量）

豚肉（もも赤身）	60 g	水	5 g
にんじん	15 g	砂糖	3 g
さやいんげん	15 g	酒	5 g
かたくり粉	（少々）	しょうゆ	6 g
なたね油	2 g	サラダな	5 g

作り方

① にんじんは幅5mm位の拍子木切り，さやいんげんはすじを取り，ゆでておく。
② 肉を広げ，①を手前に置き，芯にしてきっちりと巻き，巻き終わりにかたくり粉を少量つけて止める。
③ テフロン加工のフライパンに油を入れ，中火で②の巻き終わりを下にして，ころがしながら焼き色を付け，水，砂糖，酒，しょうゆを加えて煮汁がなくなるまで煮る。
④ ③を食べやすい大きさに切り分け，サラダなを敷いた器に盛り付ける。

● 牛肉（もも赤身）に変えてもよい。豚肉はビタミンB_1が豊富です。

E(kcal)	P(g)	F(g)	食塩(g)
126	14.2	4.2	0.9

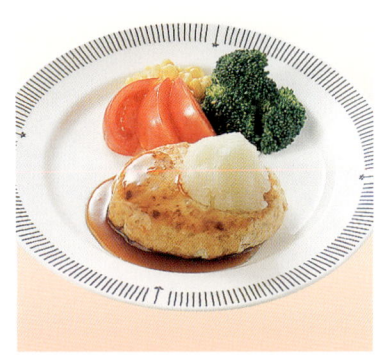

豆腐ハンバーグ

材料・分量（目安量）

木綿豆腐	100 g	スイートコーン（ホール・缶詰）	30 g
鶏肉（むね皮なしひき肉）	30 g	ブロッコリー	30 g
万能ねぎ 10 g，しょうが（少々）		トマト 30 g，だいこん	30 g
かたくり粉 2 g，しょうゆ 3 g		だし汁	20 g
小麦粉 4 g，なたね油 2 g		みりん 3 g，うすくちしょうゆ 6 g	} A
		かたくり粉	3 g

作り方

① 豆腐はまな板にのせ，軽く重しをして水気をきる。
② ボウルに①，ひき肉，みじん切りにしたねぎとしょうが，かたくり粉，しょうゆを入れてよく混ぜ，小判型に丸め，小麦粉をまぶす。
③ テフロン加工のフライパンに油を熱し，②を入れ，両面に焼き色を付け，水を加えてふたをし蒸し焼きにする。
④ 鍋にAを入れ，水溶きしたかたくり粉でとろみをつけ，あんをつくる。
⑤ コーン，ゆでたブロッコリー，トマト，③を盛り，おろしだいこんを添え④をかける。

● ひき肉は市販品ではなく，脂肪の少ないささ身や赤身肉をひき肉にします。

E(kcal)	P(g)	F(g)	食塩(g)
216	16.8	7.1	1.6

鶏むね肉のホイル焼き

材料・分量（目安量）

鶏肉（むね皮なし）	60 g	しめじ	10 g
しょうゆ	4 g	にんじん	10 g
みりん	3 g	レモン	15 g（1/8個）
えのきたけ	10 g		

作り方

① 鶏肉はそぎ切りにし，しょうゆ，みりんに漬け，10～15位おく。
② えのきたけは下方を切り，しめじは石づきを取って小房に分ける。にんじんは花形に型抜きし，かためにゆでる。
③ 20cmのアルミ箔を広げ，①を置き，②をのせて包む。
④ オーブンを180度に熱し，③を入れて10分焼く。
⑤ 器に④を盛り，くし型に切ったレモンを添える。

● 肉の脂身や皮はエネルギーが高い部位です。鶏肉は皮を除くと脂肪を制限できます。

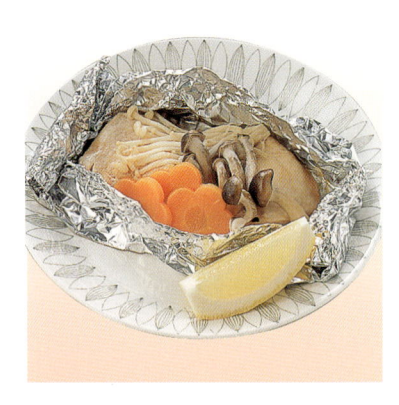

E(kcal)	P(g)	F(g)	食塩(g)
91	14.4	1.1	0.7

いかとだいこんの煮物

材料・分量（目安量）

するめいか	70 g	しょうゆ	9 g
だいこん	100 g	みりん	6 g
水	50 g	酒	7 g
		砂糖	2 g
		さやえんどう	5 g

作り方

① いかは足とわたを引き抜き，胴は洗って水気をふく。胴は1cm位の輪切りにし，足は食べやすい大きさに切る。
② だいこんは太さによって2cm厚さのいちょう切りか半月切りにする。
③ 鍋に水，しょうゆ，みりんを入れて煮立て，いかを加えて3～4分煮て取り出す。この煮汁にだいこんを入れ，ひたひたになる位の水を加え，酒，砂糖で調味し，軟らかくなるまで煮る。竹串を刺してすっと通るようになったらいかを戻し，温める程度に火を通す。塩ゆでしたさやえんどうを添える。

●新鮮なするめいかの体色は赤褐色，鮮度が低下するにつれ白色に。

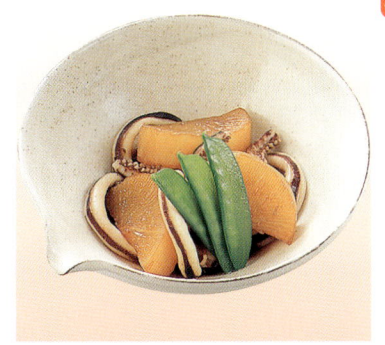

E(kcal)	P(g)	F(g)	食塩(g)
118	14.0	1.0	1.9

焼きあじの二杯酢

材料・分量（目安量）

あじ	60 g	酢	8 g
たまねぎ	20 g	しょうゆ	9 g
万能ねぎ	5 g	だし汁	20 g
レモン	5 g		

作り方

① あじは三枚におろし，中骨を除き，素焼きにする。
② たまねぎは薄切り，長ねぎは小口切り，レモンは薄いいちょう切りにする。
③ 鍋に酢，しょうゆ，だし汁を入れ，ひと煮立ちさせ，冷ます。
④ ①をバットに並べ，②のたまねぎ，ねぎを上から散らして，③をかけ，1時間程漬けて味を含ませる。
⑤ 器に④のあじを盛り，④の野菜とレモンを上に散らす。

●二杯酢は酢1，しょうゆ1。焼き魚のつけ酢に向きます。

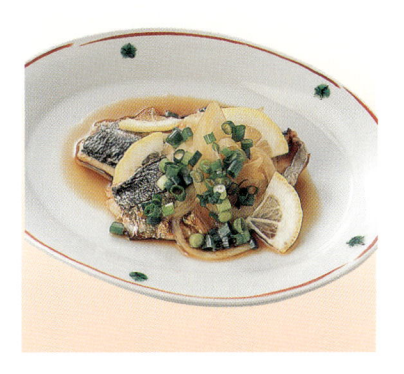

E(kcal)	P(g)	F(g)	食塩(g)
95	13.6	2.2	1.5

ひらめのちり蒸し

材料・分量（目安量）

ひらめ（刺し身用）	40 g	だし昆布	（適量）
木綿豆腐	80 g	塩 0.2 g, 酒	2 g
生しいたけ	10 g	ゆず果汁 12 g, しょうゆ	12 g
しゅんぎく	15 g	だし汁	15 g
だいこん	30 g		

作り方

① 刺し身用のひらめは1人分2切れのそぎ切りにする。
② 豆腐は四角に1人分2切れに切る。生しいたけは石づきを取り，1/2に切る。しゅんぎくは根元を切って洗い，塩ゆでし，水に取って水気をきる。
③ 器に切り目を入れただし昆布を敷き，ひらめ，豆腐，しいたけをを盛る。塩，酒を振って蒸気の立った蒸し器に入れて蒸す。火を止める前に②のしゅんぎくを加えさらに1～2分程蒸す。
④ ゆず，しょうゆ，だし汁でポン酢をつくり，おろしだいこんと一緒に添える。

●ちり蒸しには，かわはぎ，たい，たらなど白身の魚が向きます。

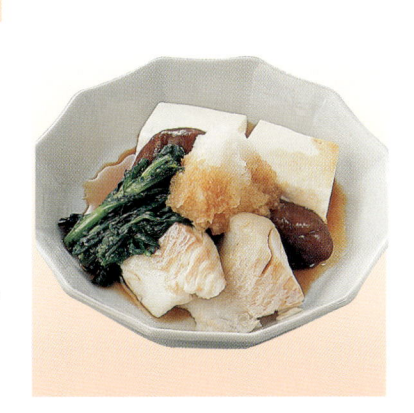

E(kcal)	P(g)	F(g)	食塩(g)
123	15.1	4.3	2.0

組合せ料理例

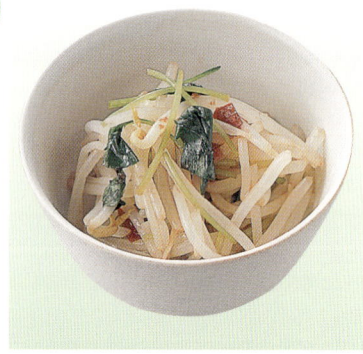

副菜

もやしの梅肉和え

材料・分量（目安量）

りょくとうもやし　60 g	うすくちしょうゆ　2 g
みつば　10 g	みりん　1 g
梅肉　3 g	

作り方
① もやしは根を取り水洗いし，熱湯でさっとゆで，ざるに取って冷ます。
② みつばは根元を切ってゆで，水に入れて冷まし，水気をきって3 cm長さに切る。
③ 梅肉，しょうゆ，みりんを混ぜ合わせ，①，②を和える。

E(kcal)	P(g)	F(g)	食塩(g)
19	1.2	0.1	0.6

●普通のもやしはさっと火を通し，だいずもやしは豆に火が通るまで炒めます。

卯の花煮

材料・分量（目安量）

おから　40 g	しょうが　（少々）
鶏肉（むね皮なしひき肉）15 g	なたね油　2 g，だし汁　50 g
竹輪・ごぼう・にんじん　各10 g	砂糖　3 g，塩　0.5 g
乾しいたけ　1 g，長ねぎ　5 g	うすくちしょうゆ　3 g

作り方
① ボウルにたっぷりの水を用意し，ざるを沈めた中でおからを手早くほぐし，ざるに残った豆かすは除き，おからの混ざった水は布巾でこし水気をしぼる。
② ごぼう，にんじんは2 cmのせん切り，ごぼうは水に漬けてあくを取る。乾しいたけは水で戻してせん切り。竹輪は半月，しょうがはみじん切り。
③ 鍋に油を熱し，水気をきった②を炒め，しんなりしたらひき肉を入れ炒め，おからを入れ，さらに炒め，だし汁と調味料を入れ煮汁がなくなるまで煮る。最後に小口切りしたねぎを加えて混ぜる。

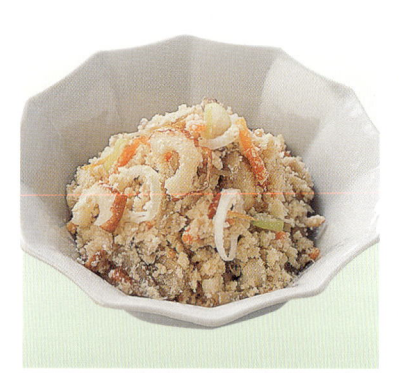

E(kcal)	P(g)	F(g)	食塩(g)
119	7.9	4.0	1.3

●最初におからを油でよく炒めると特有のくせが和らぎます。

えだまめときゅうりの和風サラダ

材料・分量（目安量）

えだまめ（ゆで）30 g	鶏肉（ささ身）　15 g
スイートコーン（缶詰・ホール）10 g	ドレッシング｛塩　0.3 g，酢　15 g／こしょう　（少々）／オリーブ油　2 g／だし汁　5 g
きゅうり　20 g	
塩　0.2 g	

作り方
① えだまめは洗ってボウルに入れ塩でもみ，たっぷりの沸騰湯に入れ，沸騰してから4～5分ゆで，ざるに上げて冷ます。粗熱が取れたら実を取り出す。
② コーンは缶から出し，水気をきる。きゅうりは輪切りにし，塩を振り，しんなりしたら水気をしぼる。ささ身はゆでて，ほぐす。
③ 酢，塩，こしょう，オリーブ油，だし汁を混ぜ合わせドレッシングをつくる。
④ ①，②を③で和える。

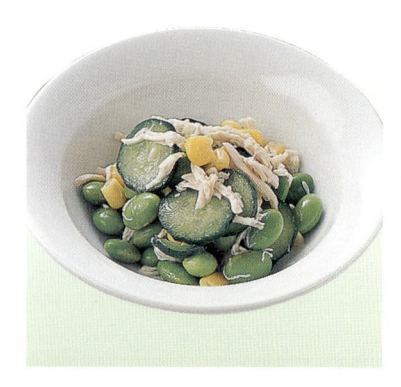

E(kcal)	P(g)	F(g)	食塩(g)
89	7.4	4.0	0.6

●えだまめはだいずと同様にたんぱく質に富み，カルシウム，鉄分として利用できます。

アスパラガスのヨーグルトドレッシングかけ

材料・分量（目安量）

アスパラガス	60 g	レモン果汁	2.5 g
トマト	30 g	酢	5 g
プレーンヨーグルト	15 g	塩	0.5 g

作り方

① アスパラガスは根元のかたいところは切り，皮がかたいときはむき，熱湯に塩少々を入れてゆで，水に取り冷ます。水気をきり食べやすい長さに切る。トマトは皮を湯むきし，薄いくし型に切る。
② プレーンヨーグルト，レモン果汁，酢，塩をよく混ぜ合わせドレッシングをつくる。
③ 器に①を盛り，②をかける。

● ヨーグルトはケチャップ，しょうゆに混ぜてもおいしい味になります。

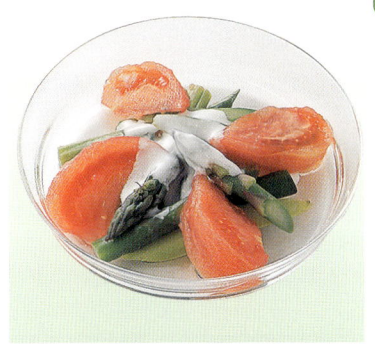

E(kcal)	P(g)	F(g)	食塩(g)
30	2.3	0.6	0.5

高野豆腐の含め煮

材料・分量（目安量）

凍り豆腐	7 g	砂糖	4 g
こんにゃく	50 g	塩	0.3 g
生しいたけ	10 g	うすくちしょうゆ	4 g
にんじん	20 g	酒	5 g
ほうれんそう	30 g	だし汁	140 g

作り方

① 凍り豆腐は50℃位のぬるま湯で戻し，3枚に切る。こんにゃくは1 cm幅に切り，中央に切り込みを入れ，手綱にする。しいたけは，石づきを取り，亀甲に切る。にんじんは花形に切る。ほうれんそうは塩ゆでし，水に取りあくを抜き，水気をしぼる。
② 鍋にだし汁，調味料を入れ煮立て，凍り豆腐を入れ，弱火で煮含める。凍り豆腐が煮えたら，他の材料をその煮汁で煮る。

● 凍り豆腐をしっとり煮含めるには，たっぷりの煮汁で泳がせるようにして煮含めます。

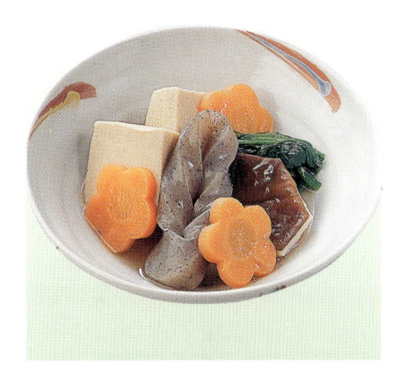

E(kcal)	P(g)	F(g)	食塩(g)
81	5.3	2.6	1.2

根菜とひじきの煮物

材料・分量（目安量）

れんこん	10 g	だし汁	50 g
にんじん	10 g	みりん	4 g
ひじき	7 g	しょうゆ	6 g
しらす干し	5 g		

作り方

① れんこん，にんじんは皮をむいて5 mm厚さの半月切りかいちょう切り。ひじきはたっぷりの水に20分程漬けて戻し，ざるに上げて水気をきる。生ひじきがあれば便利。
② 鍋に調味料，しらす干しを入れて煮立て，①を加えて火を弱め，軟らかくなるまで15～20分煮る。

● 毎日の献立に，根菜，海藻，小魚を使った料理をとり入れましょう。

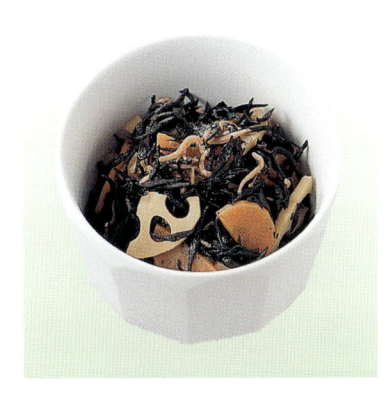

E(kcal)	P(g)	F(g)	食塩(g)
41	2.9	0.2	1.4

組合せ料理例

組合せ料理例

デザート・間食

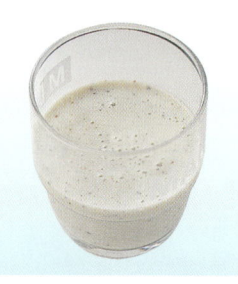

キウイのヨーグルトシェイク

材料・分量（目安量）

キウイ	50 g	水	40 g
プレーンヨーグルト	90 g	砂糖	5 g
スキムミルク	5 g		

作り方

① スキムミルクに水を加えてよく混ぜ，ヨーグルトと合わせて，冷凍庫で凍らせる。
② キウイは皮をむいて切り，砂糖と①を加え，ミキサーにかけて，ゆるいシャーベット状にする。

● 牛乳嫌いの人にも飲みやすいシェイクです。いちご，オレンジでもよい。

E(kcal)	P(g)	F(g)	食塩(g)
119	5.4	2.8	0.2

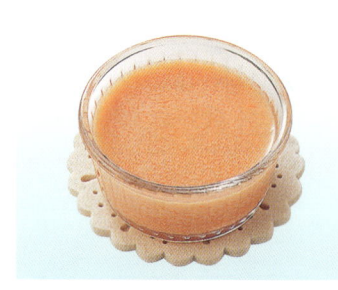

にんじんとオレンジのゼリー

材料・分量（目安量）

にんじん	50 g	水	15 g
砂糖	5 g	オレンジジュース	50 g
レモン汁	5 g	スキムミルク	12 g
粉ゼラチン	2.5 g		

作り方

① にんじんはすりおろして器に入れ，砂糖，レモン汁を混ぜ，表面に張り付けるようにラップをし，レンジで2分加熱。粉ゼラチンと水を入れふやかし，レンジで20秒加熱。スキムミルクを溶かしたジュースを加え混ぜ，冷蔵庫で冷し固める。

● ビタミン，ミネラルが豊富なにんじんとスキムミルクのゼリー。

E(kcal)	P(g)	F(g)	食塩(g)
112	6.9	0.2	0.2

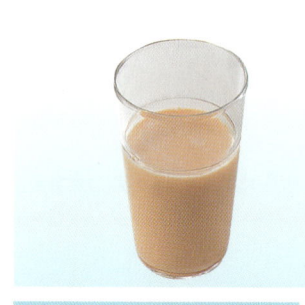

ミルク入り野菜ジュース

材料・分量（目安量）

低脂肪牛乳	90 g	野菜ジュース（無塩）	90 g
スキムミルク	6 g		

作り方

① 市販の野菜ジュースをグラスに注ぎ，低脂肪牛乳とスキムミルクを加えてよく混ぜる。

● 野菜ジュースは好みの味で。カルシウムも一緒に摂取できます。

E(kcal)	P(g)	F(g)	食塩(g)
78	6.0	1.0	0.8

にらせんべい

材料・分量（目安量）

にら	60 g	みそ	3 g
ちりめんじゃこ	10 g	小麦粉	20 g
卵	20 g	ごま油	4 g
牛乳	10 g		

作り方

① にらは5cm位に切る。
② ボウルに，卵，牛乳，みそ，じゃこを入れてよく混ぜてから，にら，小麦粉を入れて混ぜる。
③ フライパンに油を引き，②を3等分して薄く広げて，両面を焼く。

● にらをたっぷり使った香ばしい焼きせんべいです。

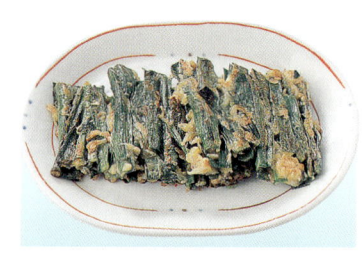

E(kcal)	P(g)	F(g)	食塩(g)
186	9.8	7.5	1.1

胆嚢疾患

膵臓疾患（急性膵炎，慢性膵炎）

膵臓疾患の医学 ……………… 110
医師：田中　明（女子栄養大学）

栄養食事療法 ……………… 115
管理栄養士：西　玉枝（倉敷成人病センター）

食事計画｜献立例 ……………… 120
管理栄養士：西　玉枝（倉敷成人病センター）

組合せ料理例 ……………… 128
管理栄養士：西　玉枝（倉敷成人病センター）

膵臓疾患の医学

I. 膵臓疾患の概要

1 膵臓の形態と機能

膵臓は腹腔の後方に位置し，十二指腸の近くから脾臓にかけて長くのびる10～15 cm，重量60～100 gの臓器です（図1）。

十二指腸側から頭部，体部，尾部の3部分に分かれます。

膵には，膵液を分泌する膵管があります。膵管は主膵管と副膵管があり，細い膵管が合流を繰り返しながら太くなり，最終的に十二指腸下降部に開口します。

膵は膵液を分泌する外分泌腺と，それとは別に，インスリン*1やグルカゴン*2などの膵ホルモンを分泌する内分泌腺があります。

膵液は，炭水化物を消化するアミラーゼ，脂肪を消化するリパーゼ，たんぱく質を消化するトリプシンなどの消化酵素を含み，食物の消化・吸収作用に重要な役割を果たしています。

*1 血糖を低下させる作用をもつホルモンで分泌障害により糖尿病を起こす。

*2 血糖を上昇させる作用をもつホルモン。分泌増加により糖尿病を起こす。

2 急性膵炎

1．急性膵炎とは

膵臓は，消化酵素を産生して分泌する臓器であり，自らが消化されないように防御する作用をもっています。その防御作用が何らかの原因により破綻したり，消化酵素の活性が亢進すると，膵臓実質の破壊が進展し，出血や浮腫が起こり急性膵炎を発症します。30～50歳の男性に多く発症します。

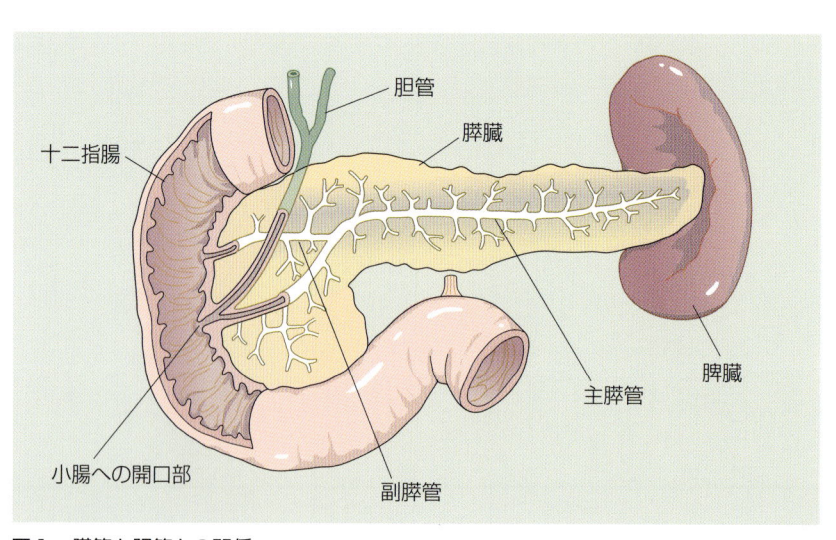

図1　膵管と胆管との関係

2．急性膵炎の原因

　胆石などの胆道疾患とアルコールが二大原因です。消化酵素は，膵管から小腸に分泌されますが，膵管は胆管と出口付近で合流して小腸に開口しています（図1）。

　胆石が胆管の出口で嵌頓(かんとん)（p.79参照）すると膵液の流出が障害され，また，胆汁が膵管に逆流して，膵臓実質の破壊を起こします。

　アルコールは，末梢の膵管を閉塞し，膵液の流出障害を生じ，膵臓実質の破壊を起こします。

　その他の原因には高トリグリセリド（カイロミクロン）血症，副甲状腺機能亢進症，ウイルス感染などがあります。

3．急性膵炎の症状

　激烈な上腹部痛を生じ，痛みは背部に放散します。腹痛は仰臥位で増強し，深い前屈座位で軽減します。悪心，嘔吐，下痢，便秘，発熱などを合併します。

　重症ではショック状態[*3]になり，腎障害，呼吸不全，出血傾向，意識障害を生じ，多臓器不全に進行します。炎症が腸管に及ぶと，麻痺性の腸閉塞[*4]を起こします。出血傾向による腹壁皮下の出血は，臍周囲や側腹部の皮膚の青色調変化を生じ，それぞれカレン徴候，グレー・ターナー徴候と呼びます。

❸ 慢性膵炎

1．慢性膵炎とは

　膵の炎症が持続すると膵内部の線維化，細胞浸潤，膵実質の脱落，肉芽組織の増殖などの非可逆的な慢性変化が起こります。その結果，膵の外分泌機能や内分泌機能が低下してきます。そのような病態を慢性膵炎といいます。

2．慢性膵炎の原因

　慢性膵炎の原因としてはアルコールや胆石があります。原因不明（特発性）の場合もあり，末梢膵管の閉塞による流出障害が原因と考えられています。

3．慢性膵炎の症状

　慢性膵炎は，代償期，移行期，非代償期の順に進行していきます。代償期では，アミラーゼ，リパーゼなどの血中膵消化酵素値の上昇と上腹部痛・圧痛を認めます。腹痛は，アルコール多飲や高たんぱく食，高脂肪食を摂取した後に起こります。

　移行期を経て非代償期になると，膵線維化と膵外分泌・内分泌機能の障害が進行し，腹痛は次第に軽減してきますが，消化吸収障害（膵液の分泌障害）による脂肪便，内分泌機能障害（インスリンの合成・分泌障害）による糖尿病が見られるようになります。

*3　循環血液量が減少し，血圧が著しく低下する。腎血流も減少し，急性の腎機能障害を起こす。

*4　腸管運動が麻痺するために，内容物の移動が障害され，腸閉塞を起こす。

膵臓疾患の医学

❹ 膵がん

膵がんには，膵外分泌腺，膵管，膵内分泌腺，その他の組織に由来するがんがあり，このうち，膵管から発生するものが，最も頻度が高く，しかも悪性です。

膵がんは，早期発見が困難で，直径 2 cm 以下の小膵がんであっても，リンパ節，神経系や肝に転移を起こし，消化器系のがんのなかでも治療の最も困難ながんの 1 つです。

Ⅱ．膵臓疾患の検査と診断

❶ 急性膵炎

突然の腹痛，嘔吐などを認め，血中・尿中のアミラーゼが高値であれば，急性膵炎が疑われます。アミラーゼは膵型と唾液腺型のアイソザイムが存在するので，膵型アミラーゼが高値であることを確認する必要があります。血中アミラーゼは，重症膵炎や慢性膵炎では，高値を示さないことがあるので注意が必要です。

リパーゼ，トリプシン，エステラーゼなどの消化酵素も上昇します。これらの酵素は，膵組織破壊を反映し，膵特異性が高く有用です。エラスターゼ-1 は，アミラーゼに比べて正常化が遅く，慢性膵炎の検査に適しているといえます。

腹部超音波検査，CT スキャンが診断に有用で，膵腫大，膵辺縁不明瞭，膵内部構造不均一，腹水などを認めます。

❷ 慢性膵炎

1．セクレチン検査

膵外分泌機能の低下を見る直接法検査です。胃・十二指腸にチューブを挿入し，セクレチン*5 刺激により分泌される十二指腸液を採取し，①重炭酸塩濃度，②液量，③アミラーゼ濃度を測定します。

上記①，②，③のうち，①を含めた 2 因子以上の低下を，慢性膵炎の確診とします。①のみ，あるいは②と③の 2 因子低下を，慢性膵炎準確診とします。

2．膵外分泌機能の間接法検査

十二指腸液を直接採取して検査するのではなく，尿・便により間接的に膵外分泌機能を推定する検査です。BT-PABA（PFD）試験と糞便中キモトリ

*5 セクレチンは，十二指腸粘膜から血液中に分泌されるホルモンで，膵臓に作用して，重炭酸塩を多く含む膵液の分泌を促進する。

プシン活性（FCT）があります。

BT-PABA（PFD）試験は，BT-PABA（PFD）の経口摂取により膵外分泌機能低下を見る検査です。経口投与された BT-PABA（PFD）は，膵消化酵素のキモトリプシンの作用で PABA になり，肝で抱合されて腎から尿中に排泄されます。排泄率 70％以上を正常値とします。

BT-PABA（PFD）試験と FCT は，2 検査が同時に 2 回以上低下を示した場合を慢性膵炎の準確診とします。間接法は直接法に比べて簡便ですが，感度の点で劣ります。

3．画像検査

腹部 X 線検査で膵の石灰化，膵石を認め，腹部 CT スキャン，腹部超音波検査で膵石，膵管の不整な拡張を認めれば慢性膵炎が疑われます。膵管を詳しく見るには，内視鏡的逆行性胆管膵管造影法（ERCP）が必要です。

❸ 膵がん

40 歳以上の成人の腹部や背部の痛み，また不快感は，膵がんを疑って，検査をするようにします。1 cm 以下の膵がんの早期発見に努めることが重要です。

検査は造影 CT スキャン，ポジトロン放出断層シンチグラフィー（PET），MR 胆管膵管描出法（MRCP），内視鏡的逆行性胆管膵管造影法（ERCP）などが有用です。主膵管の拡張は，膵がんを疑わせる重要な所見です。

進行した場合，膵頭部がんでは黄疸，体尾部がんでは腹部痛，背部痛，急性膵炎症状，体重減少を認めます。

Ⅲ．膵臓疾患の治療

❶ 急性膵炎

1．栄養食事療法

急性期には，膵消化酵素の分泌を抑制するために絶飲・絶食とし，非経口的栄養補給をします。症状が落ち着いてきたら，まず水分から始め，おもゆなどを少量ずつ増量していきます。

回復期には，炭水化物を主体にした流動食から開始し，軟食へと増量していきます。血中膵消化酵素値の上昇が見られなくなったら，良質たんぱく質を摂取します。脂質は制限しますが，病態が落ち着いてきたら，5〜10 g/日から始め，2〜3 カ月後の完全治癒までは 30 g/日以下とします。

2. 薬物療法

腹痛には，鎮痛剤を用います。ショック症状には，十分な輸液，昇圧剤，副腎皮質ステロイド剤を用います。膵消化酵素の抑制には，メシル酸ガベキサート（FOY）などのたんぱく分解酵素抑制剤を用います。さらに，感染防止のために，抗生剤を用います。

3. その他の処置

膵消化酵素分泌を抑制するために胃液の持続吸引をします。内科的な治療が無効な場合や，感染が広がった場合，膵血腫，膵囊胞を生じる場合は外科的治療が選択されることがあります。

❷ 慢性膵炎

代償期には，急性増悪を予防するために，禁酒，脂肪制限，過食を禁止します。非代償期になり膵機能が低下した状態では，糖尿病の治療，脂肪便などの消化吸収障害の治療が必要になります。

❸ 膵がん

外科的切除術，化学療法，放射線療法を組合わせた治療が行われます。外科的切除術は，膵頭部がんの場合は，膵頭十二指腸切除術，膵体尾部がんの場合は，膵体尾部切除術が行われます。膵全摘術が行われることもあります。

膵切除術後は，食物の消化・吸収機能の低下，糖尿病，脂肪肝の出現する可能性があります。膵全摘術の場合は，インスリン治療を必要とする糖尿病を発症します。

栄養食事療法

Ⅰ. 栄養食事療法の考え方

　急性膵炎では苦痛の軽減・除去，膵外分泌（消化酵素の産生・分泌）の抑制のため，慎重に栄養食事療法を進めます。慢性膵炎では疼痛や再燃防止，病態進展の予防，栄養状態維持のため栄養食事療法は重要です。

❶ 急性膵炎

　疼痛持続の場合は絶食とし輸液により栄養補給します。急性膵炎では脂質が膵外分泌[*1]を最も刺激するので栄養食事療法の開始にあたっては，まず糖質を中心とした流動食（おもゆ，くずゆ，果汁）から開始し，分かゆ食，軟菜食へと徐々に移行します（食事開始の目安は表3参照）。食事開始後の不足エネルギーは，静脈栄養で補います。たんぱく質は植物性たんぱく質，脂質の少ない魚・肉類の順に徐々に増加していきます。脂質は急性期，回復期，安定期を通じて制限します。回復期は5～25 g/日を目安に徐々に増大させ，安定期になっても炎症が完全に治まるまでは30 g/日以下に制限します。

　胃酸分泌を刺激しないよう1回の食事量に注意し，1日3回規則正しく食事をするよう心がけます。アルコールは膵臓に障害を与えるので厳禁とし，カフェイン飲料，香辛料も膵液分泌を亢進させるので制限します。

*1 消化をたすける膵液（アミラーゼ，ペプシン，トリプシン，リパーゼなど）を分泌する。

❷ 慢性膵炎

　慢性膵炎は，膵臓の慢性的な炎症による線維化，実質細胞の脱落によって膵臓の外分泌（消化酵素の産生・分泌），内分泌（インスリン分泌）の減少が生じるなどの膵機能低下を引き起こしています。したがって，消化・吸収機能の低下，食事摂取量の低下などにより低栄養状態に陥りやすいため，臨床病期（代償期，非代償期）に合わせた適切な栄養管理を行って栄養状態の改善，維持，体力の増強をはかります。代償期では，血中膵消化酵素値の上昇と上腹部痛を認めます。腹痛はアルコール多飲や高たんぱく食，高脂肪食摂取が原因です。そのため，禁酒とし，脂肪制限，過食を禁止します。非代償期では，消化吸収の良い食事とし，糖尿病に準じた食事とします。

Ⅱ. 栄養基準（栄養補給）

❶ 急性膵炎

　急性膵炎の場合，栄養状態が低下しているケースは少なく，急性の炎症に

表1　急性膵炎の栄養基準（1日あたり）

食事分類	急性期	回復期Ⅰ （初期回復期）	回復期Ⅱ （回復期）	安定期Ⅰ （安定期）	安定期Ⅱ （再発予防期）
エネルギー（kcal）	600	700	1,000	1,400〜1,600	1,800〜2,000
たんぱく質（g）	10	20	30〜35	50〜60	70
脂質（g）	5	8	10	15〜20	25〜30
炭水化物（g）	130	150	200	250	300
食形態	流動食	三分がゆ食	五分がゆ食	全がゆ食	常食

生ずる種々の臨床検査データや症状により栄養補給法を選択します。

❷ 慢性膵炎

　膵臓の機能低下による下痢，吸収障害，耐糖能異常により体重減少が生じている場合が多く見られます。膵機能低下のレベルを判断し，栄養状態を評価して，適切な栄養補給法を決定します。急性再燃期は急性膵炎に準じます。

表2　慢性膵炎の栄養基準（1日あたり）

食事分類	急性再燃期	回復期 （代償期）	回復期 （非代償期）
エネルギー（kcal）	1,000〜1,200	1,600〜1,800	1,600〜1,800
たんぱく質（g）	40〜50	60〜70	60〜70
脂質（g）	10〜15	20〜35	40〜45
炭水化物（g）	200〜250	280〜300	260〜280

Ⅲ．栄養食事療法の進め方

❶ 急性膵炎

　急性膵炎の栄養食事療法の進め方は，膵臓への刺激を避けるために非経口的に行い，病状が改善してきたら徐々に経口摂取を開始します。

1．急性期

　重症急性膵炎，慢性膵炎急性増悪期では，血管透過性が亢進して，体液が膵周囲や後腹膜腔などに移行し，膵炎発症後2〜6時間で30〜40％の循環血漿量が失われ有効循環血漿量が低下します。したがって，減少した循環血漿量を是正し，循環動態を安定させるために，十分な輸液により全身管理を行います。急性膵炎の最低補液量は50 ml/kg/日ですが，重症急性膵炎の場合はこの2倍以上必要となります。この時期においては，糖同化能の低下があるため，高カロリー輸液は控えます。脱水の改善後は高カロリー輸液に切り替えます。投与エネルギーは基礎エネルギー消費量の1.5倍を目安とし，

30〜50kcal/kg/日とします。アミノ酸補液としてはBCAA，アラニン，アルギニンなどが含まれているものを選択します。しかし，高濃度のアミノ酸輸液は膵外分泌を刺激するとの報告もあり，輸液速度に注意をはらう必要があります。腹痛などの症状や血中膵酵素の低下などを指標として徐々に経口摂取に切り替え，膵炎の再燃がなければ脂肪やたんぱく質を制限した食事へと進めます（表3）。

2．回復期

経口摂取開始の時期決定は，再燃の危険があるため，症状が消失しており，血中膵酵素の正常化が3日以上安定しているなどを確認しながら慎重に行います。経口摂取開始時の食事は段階的に進め，水分摂取から開始し，漸増して低脂肪食（10g/日以下）へ進めます。

3．安定期

膵炎の再燃予防，栄養障害の改善，膵機能回復を目標とします。脂質は20〜30g/日以下としますが，脂質制限の強化は栄養障害を引き起こす可能

表3 急性膵炎における経口摂取開始の目安

自覚症状	腹痛，背部痛が消失しているか，鎮痛剤を使わなくてもよい程度に改善している
身体所見	膵臓の圧痛や抵抗感軽微あるいは消失している
血中膵酵素	アミラーゼは正常化，リパーゼは正常上限，エラスターゼは500 ng/dl以上になっている
膵画像	仮性嚢胞や膵周囲の浸出液が消失し，膵腫大も軽度あるいは消失している

表4 急性膵炎食品構成（例）

食品群	急性期 流動食		回復期Ⅰ 三分がゆ食		回復期Ⅱ 五分がゆ食		安定期Ⅰ 全がゆ食		安定期Ⅱ 常食	
かゆ	おもゆ	450	三分がゆ	600	五分がゆ	600	全がゆ	900	ごはん	600
いも類				30		30		60		60
果実類			(缶詰)	50		50		100		150
野菜類				70		150		300		350
魚介類				40		50		60		70
肉類（低脂肪）								40		60
卵										50
大豆製品（豆腐）				50		70		70		50
みそ				15		15		15		15
低脂肪乳	スキムミルク	20				100		200		200
ヨーグルト				100		100		100		100
でんぷん				15						
砂糖				20		10		10		10	15
ジュース				150		150		150			
乳酸菌飲料				65		65		65		65	
野菜スープ		150								
油脂類										5
エネルギー (kcal)		450		800		900		1,300		1,800
たんぱく質 (g)		10		25		35		55		60
脂質 (g)		3		5		8		15		25
炭水化物 (g)		90		150		150		250		250

性があるので注意が必要です．マーガリン，バター，牛乳，鶏卵などは乳化された状態の中性脂肪として吸収するため，膵リパーゼによる分解を必要としないため，膵外分泌の刺激が少ないので利用しやすい食品です．

❷ 慢性膵炎

1. 代償期

　急性再燃期には急性膵炎と同様の治療が必要です．アルコール摂取，過食などの生活習慣の改善が重要です．腹痛が強ければ脂質だけではなくたんぱく質も制限します．1日の脂質量が指示量内でも，1回量が多ければ膵炎を悪化させることがあるため，1回量は10g以下にします．胃酸分泌を亢進させるコーヒー，アルコール，香辛料は控えます．食事摂取による腹痛の誘発がなければ，食事制限は特に必要ではありません．ただし，脂質異常症が原因である膵炎では，脂質制限を中心とした栄養食事療法を行います．また，たんぱく質は，障害された膵臓の再生修復に必要であるため，良質たんぱく質を摂取します．糖尿病合併がない限り，糖質は制限しません．

2. 非代償期

　急性膵炎の安定期に準じます．非代償期には，脂肪摂取後に腹痛を誘発する危険が少ないこと，血中リノール酸，カロテン，ビタミンD，Eなどの脂溶性ビタミンが不足しやすくなることから脂質制限は緩和し40 g/日とします．糖尿病を合併している場合には，摂取エネルギーを制限し過ぎると，消化・吸収障害による栄養障害を生じるため，標準体重あたり30 kcalを基本とし，身体活動レベルに応じてエネルギー量を設定します．

Ⅳ. 食事計画（献立）の立て方

❶ 急性膵炎

　脂質が膵外分泌を最も刺激するので，煮物，蒸し物など，油を使用しない調理法を中心とした献立を選択します．味付けはうす味とし，香辛料の使用は制限し，揚げ物は禁止します．消化しにくい食品は避け，消化の良い食材による消化の良い調理法を選択します．

❷ 慢性膵炎

　消化の良い，刺激性の少ない食品を選択し，消化の良い調理法とします．油を多量に用いる揚げ物，炒め物などの料理は厳禁です．脂質については，症状の軽減に応じて乳化されたバター，マーガリン，マヨネーズなどは少量

用いてもかまいません。急性再燃時，回復期，安定期ともアルコール飲料，カフェイン飲料，炭酸飲料，香辛料は避けます。

V. 栄養教育

❶ 急性膵炎

　疼痛発作を繰り返している場合では，日常の食事をどうすればよいか不安に感じている方が多くみかけられます。疼痛発作時の食事内容を聞き取り，誘因となる食事内容を検討して，アドバイスします。また食事の量，内容，食べ方によって膵液の分泌は影響を受けるため，決めた時間に食事が十二指腸を通過するように，規則正しい食生活を送ることも大切です。

(1) 回復期から安定期に入るまでは脂質制限が重要です。脂質の摂取量を減らすことができる調理法や食品選択（p.59 参照）を指導します。
(2) ビタミンの補給を指導し，特に脂溶性ビタミンの不足には注意します。
(3) アルコールは厳禁です。また，胃酸分泌を促進する香辛料，炭酸飲料，カフェイン飲料も制限します。
(4) 規則正しい食生活を送り，一度に多量の食事をしないこと，3 食を均等に分けて食べるように指導します。
(5) 咀嚼を十分行って消化を助けるように指導します。
(6) 再発予防のためには，胆石症の治療，アルコール制限，脂質の制限が重要であることを指導します。

❷ 慢性膵炎

　再発の不安をなくすことが重要であり，長期にわたり遵守しやすく，食事の満足感，嗜好を考慮した指導を行います。

(1) 安定期では，たんぱく質性食品は脂質の少ないものを選択し，低脂質で良質のたんぱく質摂取を心がけます。
(2) 長期間の脂質コントロールとなるため，栄養不足状態にならないように注意し，あきのこないバリエーションのある献立計画を工夫します。
(3) 禁酒とし，カフェイン飲料，炭酸飲料，香辛料は控えます。
(4) 1 日 3 回規則正しく食事をし，過食を避けます。
(5) 消化吸収障害を生じやすいため，消化のよい食事をよくかんで食べます。
(6) 糖尿病合併の場合は，糖尿病の栄養食事療法と運動療法についても考慮します。
(7) 低血糖に対しては少量頻回の規則正しい食事やあめの携帯を指導します。

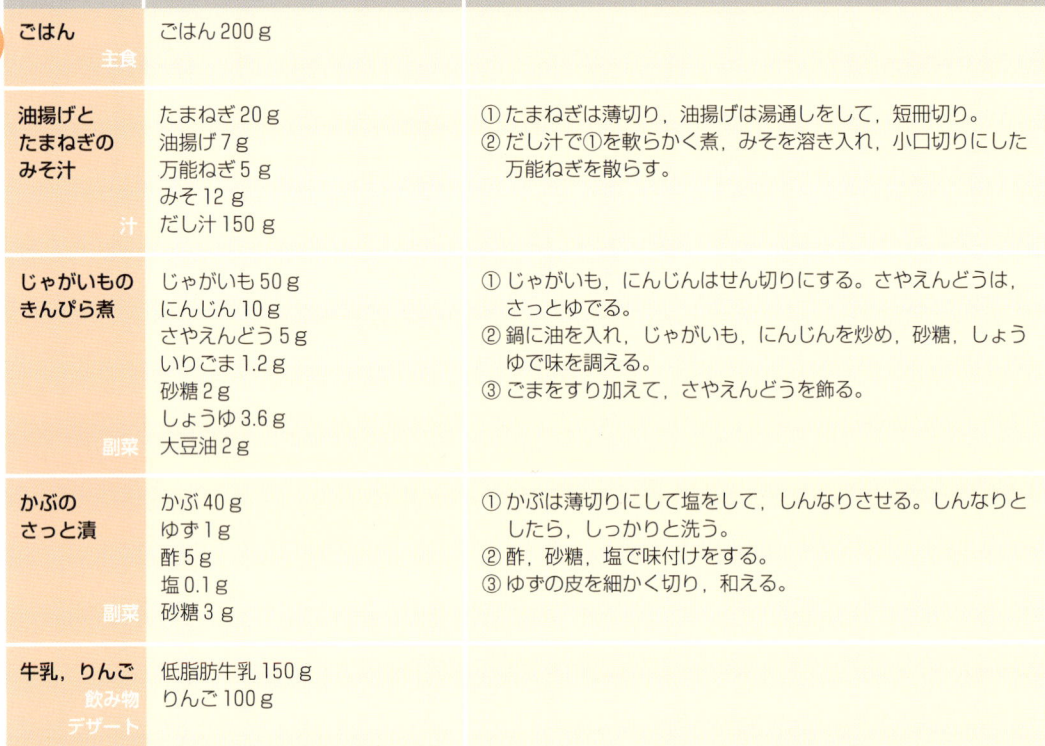

食事計画 ｜ 献立例 1 ｜ 1,800 kcal（急性膵炎安定期Ⅱ）

3食とも主食をごはんとした，低脂肪の1日の献立

朝

献立	1人分材料・分量（目安量）	作り方
ごはん（主食）	ごはん 200 g	
油揚げとたまねぎのみそ汁（汁）	たまねぎ 20 g 油揚げ 7 g 万能ねぎ 5 g みそ 12 g だし汁 150 g	①たまねぎは薄切り，油揚げは湯通しをして，短冊切り。 ②だし汁で①を軟らかく煮，みそを溶き入れ，小口切りにした万能ねぎを散らす。
じゃがいものきんぴら煮（副菜）	じゃがいも 50 g にんじん 10 g さやえんどう 5 g いりごま 1.2 g 砂糖 2 g しょうゆ 3.6 g 大豆油 2 g	①じゃがいも，にんじんはせん切りにする。さやえんどうは，さっとゆでる。 ②鍋に油を入れ，じゃがいも，にんじんを炒め，砂糖，しょうゆで味を調える。 ③ごまをすり加えて，さやえんどうを飾る。
かぶのさっと漬（副菜）	かぶ 40 g ゆず 1 g 酢 5 g 塩 0.1 g 砂糖 3 g	①かぶは薄切りにして塩をして，しんなりさせる。しんなりとしたら，しっかりと洗う。 ②酢，砂糖，塩で味付けをする。 ③ゆずの皮を細かく切り，和える。
牛乳，りんご（飲み物・デザート）	低脂肪牛乳 150 g りんご 100 g	

昼

献立	1人分材料・分量（目安量）	作り方
ごはん（主食）	ごはん 200 g	
かき玉汁（汁）	卵 20 g だし汁 150 g 塩 1 g 酒 2 g しょうゆ 1 g かたくり粉 1.5 g みつば 2 g	①だし汁に調味料を加え，水溶きかたくり粉で濃度をつける。 ②卵を加えかき玉にする。 ③止め際に，みじん切りのみつばを加える。
かれいの煮付けかぶ添え（主菜）	かれい 50 g 酒 5 g みりん 6 g しょうゆ 6 g しょうが 1 g かぶ 40 g	①しょうがは薄切りにする。かぶはくし形切りにする。 ②鍋に調味料を煮立たせ，かれい，しょうがを入れて煮る。 ③かれいが煮えたら，かぶを加え，2～3分煮て火を止めふたをし，5分位蒸す。
わけぎとわかめの酢みそ和え（副菜）	わけぎ 40 g 生わかめ 15 g みそ 12 g 砂糖 2 g 酢 4 g	①わけぎは3 cmの長さに切りゆでる。 ②わかめはきざみ，熱湯にくぐらせる。 ③みそ，砂糖，酢を合わせ，わけぎ，わかめを和える。

膵臓疾患

膵臓疾患

	献立	1人分材料・分量（目安量）	作り方
夕	ごはん（主食）	ごはん 200g	
	牛肉のしぐれ煮	牛肉（もも）60g しょうが 1g 砂糖 1g はちみつ 2g 大豆油 1g しょうゆ 5g 酒 1g 酢 1g 水 100g	① 牛肉にはちみつ，しょうが汁，砂糖で下味を付け，しばらく時間をおく。 ② 鍋を熱し油を入れ，下味を付けた牛肉を入れ，しょうゆ，酒，酢で味を調え，水気がなくなるまで煮詰める。
	（付け合せ）（主菜）	さやえんどう 15g 大豆油 2g かぼちゃ（西洋）30g 塩 0.2g	① さやえんどうはすじを取り，かぼちゃは一口大に切る。 ② フライパンに油を引き，さやえんどうとかぼちゃを焼く。 ③ 塩で調味し，お皿に盛る。
	なめことやまといもの梅肉和え（副菜）	ながいも 50g なめこ（水煮缶詰）10g 根みつば 2g 梅びしお 7g うすくちしょうゆ 1g	① ながいもを1cm角に切る。みつばはゆで，1cm位に切る。 ② なめこを加え，梅びしお，しょうゆで味を調え，みつばを散らす。
	はくさいの中華浸し（副菜）	はくさい 60g さきいか 5g かつお節 1g しょうゆ 4g だし汁 3g ごま油 1g	① はくさいをゆで，適当な長さに切る。 ② さきいかは3cm程に切る。 ③ ①，②を調味料で和え，かつお節を振りかける。

	献立	1人分材料・分量（目安量）	作り方
間食	いちごミルク	いちご 50g 牛乳 100g 無糖練乳 5g 砂糖 5g	① 器にいちごを入れ，練乳，砂糖，牛乳をかける。軽くつぶしながら食べる。

1日の栄養量

	E(kcal)	P(g)	F(g)	食塩(g)
朝	622	16.3	8.0	2.6
昼	503	21.0	4.1	4.1
夕	615	24.0	11.6	2.6
間食	110	4.1	4.2	0.1
計	1,850	65.4	28.0	9.4

P：F：C　P 14.1　F 13.6　C 72.2　％

食事バランスガイド

「つ」(SV)
主食 1 2 3 4 5 6 7
副菜 1 2 3 4 5 6
主菜 1 2 3 4 5
牛乳・乳製品 3 2 1　1 2 果物

「つ」(SV)とはサービング（食事の提供量の単位）の略

食事計画献立例1

食事計画 | 献立例 1 | 1,800kcal（急性膵炎安定期Ⅱ）

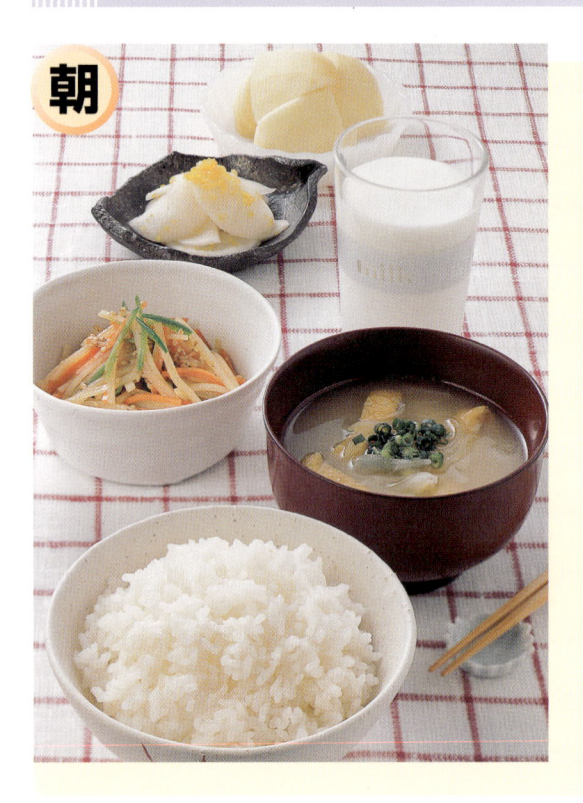

朝

●野菜をたっぷりとってバランスよく

主食	ごはん
汁	油揚げとたまねぎのみそ汁 *variation* さつまいもとたまねぎのみそ汁
副菜	じゃがいものきんぴら煮 *variation* ほうれんそうのお浸し
副菜	かぶのさっと漬 *variation* きゅうりの一夜漬
飲み物 デザート	牛乳，りんご

	E(kcal)	P(g)	F(g)	食塩(g)
ごはん	336	5.0	0.6	0.0
油揚げとたまねぎのみそ汁	62	3.6	3.1	1.6
じゃがいものきんぴら煮	79	1.5	2.7	0.5
かぶのさっと漬	21	0.3	0.0	0.1
牛乳	69	5.7	1.5	0.3
りんご	54	0.2	0.1	0.0

昼

●和食の献立であっさりと

主食	ごはん
汁	かき玉汁 *variation* さといもとこまつなの粕汁 p.131
主菜	かれいの煮付けかぶ添え *variation* たちうおの塩焼き
副菜	わけぎとわかめの酢みそ和え *variation* きゅうりとわかめの酢の物

	E(kcal)	P(g)	F(g)	食塩(g)
ごはん	336	5.0	0.6	0.0
かき玉汁	41	3.0	2.1	1.4
かれいの煮付けかぶ添え	80	10.6	0.7	1.0
わけぎとわかめの酢みそ和え	45	2.4	0.8	1.7

膵臓疾患

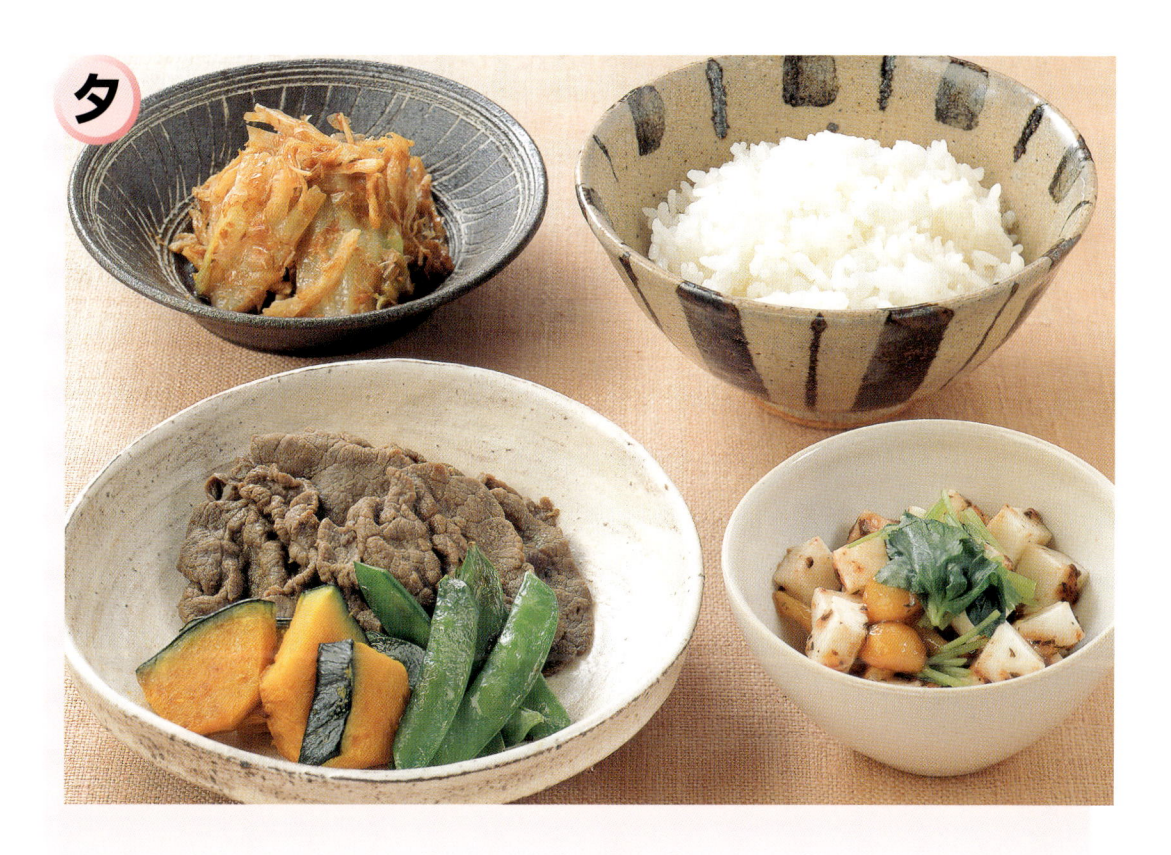

夕

● 牛肉をしょうが，はちみつで煮つめてやわらかく仕上げました

	E(kcal)	P(g)	F(g)	食塩(g)
ごはん	336	5.0	0.6	0.0
牛肉のしぐれ煮	193	13.9	9.5	1.0
なめことやまといもの梅肉和え	48	1.3	0.2	0.7
はくさいの中華浸し	38	3.8	1.2	0.9

主食　ごはん

主菜　牛肉のしぐれ煮
　　　variation　豚肉のしょうが巻き　*p.129*

副菜　なめことやまといもの梅肉和え
　　　variation　とろろいも

副菜　はくさいの中華浸し
　　　variation　野菜とビーフンのカレー風味
　　　p.130

間食

間食　いちごミルク

	E(kcal)	P(g)	F(g)	食塩(g)
いちごミルク	110	4.1	4.2	0.1

食事計画献立例1

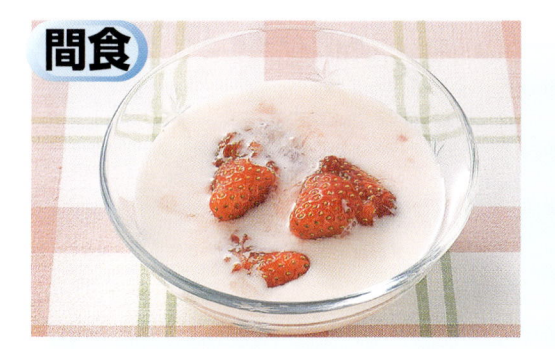

食事計画｜献立例 2　1,800 kcal（慢性膵炎回復期）

油を使った料理を取り入れながら，全体には脂肪を抑えた献立

朝

献立	1人分材料・分量（目安量）	作り方
トースト（主食）	食パン 80 g いちごジャム 20 g	① 食パンはトーストにする。 ② ジャムをぬる。
ブロッコリーとトマトのサラダ（副菜）	ブロッコリー 40 g レタス 30 g トマト 40 g きゅうり 20 g サウザンアイランドドレッシング 8 g 塩 0.5 g	① ブロッコリーはゆでて，小房に分ける。レタスは一口大にちぎる。 ② トマト，きゅうりは乱切りにする。 ③ ①，②に塩をしてから，ドレッシングに和える。
フルーツミルク（飲み物）	もも（缶詰）30 g バナナ 20 g 低脂肪牛乳 200 g 砂糖 3 g	① ミキサーに材料を加え，ジュースにする。

昼

献立	1人分材料・分量（目安量）	作り方
ごはん（主食）	ごはん 200 g	
牛肉の野菜巻き（主菜）	牛肉（もも）60 g 酒 2 g しょうゆ 3 g にら 15 g 黄ピーマン 30 g 油 2 g だいこん 50 g しょうゆ 3 g	① 肉にしょうゆ，酒で下味を付ける。 ② にらは 10 cm 長さ，ピーマンはせん切りにして，①の肉で巻く。 ③ フライパンに油を引き，②を焼く。ふたをして，中まで火を通す。 ④ 一口大に切り，皿に盛り，だいこんおろしにしょうゆをかけて添える。
おにしめ（副菜）	さといも 30 g　しょうゆ 3.5 g にんじん 15 g　塩 1 g れんこん 15 g　砂糖 1 g こんにゃく 15 g　だし汁 50 g	① さといもは皮をむき，乱切りにしゆでる。 ② そのほかの材料も乱切りにし，れんこん以外は湯がいておく。 ③ 鍋にだし汁，調味料，切った材料を入れ，野菜が軟らかくなるまで煮る。煮汁が残っていたら，火を強めて煮詰める。
いよかん（デザート）	いよかん 70 g	

1日の栄養量

	E(kcal)	P(g)	F(g)	食塩(g)
朝	469	18.0	9.2	2.3
昼	569	20.5	9.3	2.5
夕	529	21.4	5.5	3.3
間食	223	6.1	5.5	0.1
計	1,790	66.0	29.4	8.2

P:F:C　P 14.8　F 14.8　C 70.4　％

食事バランスガイド

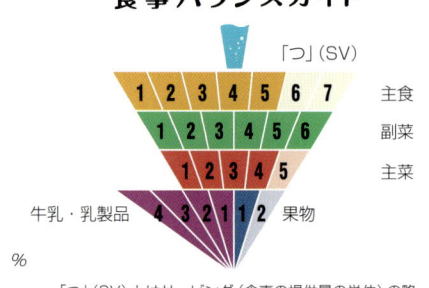

主食 1-7
副菜 1-6
主菜 1-5
牛乳・乳製品 4-3-2-1｜1-2 果物

「つ」(SV) とはサービング（食事の提供量の単位）の略

献立	1人分材料・分量（目安量）	作り方
夕		
ごはん（主食）	ごはん200g	
豆腐の清し汁（汁）	絹ごし豆腐50g カットわかめ1g 万能ねぎ1g だし汁150g うすくちしょうゆ3g 塩0.5g	① わかめは水で戻しておく。 ② 豆腐は1cm角に切る。 ③ だし汁に①②を入れ，調味し，煮立ったら火を止め万能ねぎをちらし器に盛る。
たらのレモンあんかけ（主菜）	まだら60g じゃがいも30g かたくり粉4g 小麦粉3g 水6g 油2g レモン汁3g　　塩0.6g 中華だし30g　かたくり粉1g 砂糖1g　　パセリ（少々）	① たらはそぎ切りにする。 ② じゃがいもは皮をむいて3mm程度の厚さに切り，かためにゆでる。 ③ たらの水気をふき，かたくり粉を薄くまぶす。②にもかたくり粉をまぶし，たらではさむ。 ④ 小麦粉・水を混ぜのり状にし，③にかける。 ⑤ ④を油を熱したフライパンで色づく程度に両面を焼いて火を通し，器に盛る。 ⑥ レモン汁・中華だし・砂糖・塩・かたくり粉をひと煮立ちさせ⑤にかけ，パセリのみじん切りをのせる。
野菜のうま煮（副菜）	にんじん10g キャベツ30g はくさい30g チンゲンサイ10g 中華だし30g 油1g しょうゆ6g みりん1g オイスターソース2g かたくり粉1g	① にんじんは菱形切り，キャベツ，はくさい，チンゲンサイは3cm角程度に切る。 ② フライパンに油を入れ，にんじんを炒め，そのほかの野菜を炒め，中華だしで2～3分煮る。 ③ 調味した後，最後に水溶きかたくり粉で濃度を付ける。

献立	1人分材料・分量（目安量）	作り方
間食		
わらび餅	わらび粉15g 水50g 砂糖4g きな粉3g 黒蜜10g	① わらび粉，水，砂糖を合わせる。 ② ①を火にかけ，よく練る。 ③ バットにきな粉を敷き，②を広げる。 ④ 冷めたら一口大に切り盛り付け，黒蜜をかける。
抹茶ミルク	抹茶3g 砂糖5g 牛乳120g	① 抹茶，砂糖，牛乳を合わせる。

● 市販の低脂肪食品のエネルギーと脂肪量（100gあたり）

食品名	エネルギー（kcal）	脂質（g）
低脂肪牛乳	46	1.0
無脂肪牛乳	40	0.0
低脂肪ヨーグルト	67	0.2～1.0
スキムミルク	359	1.0
キユーピーディフェ（マヨネーズ）	320	33.0
（一般のマヨネーズ：全卵型）	(703)	(75.3)
ジャネフノンオイルドレッシング青じそ	110	0.0
ジャネフノンオイルドレッシング中華	50	0.0

＊各食品の栄養表示を参考にしてください。

食事計画 献立例 2　1,800 kcal（慢性膵炎回復期）

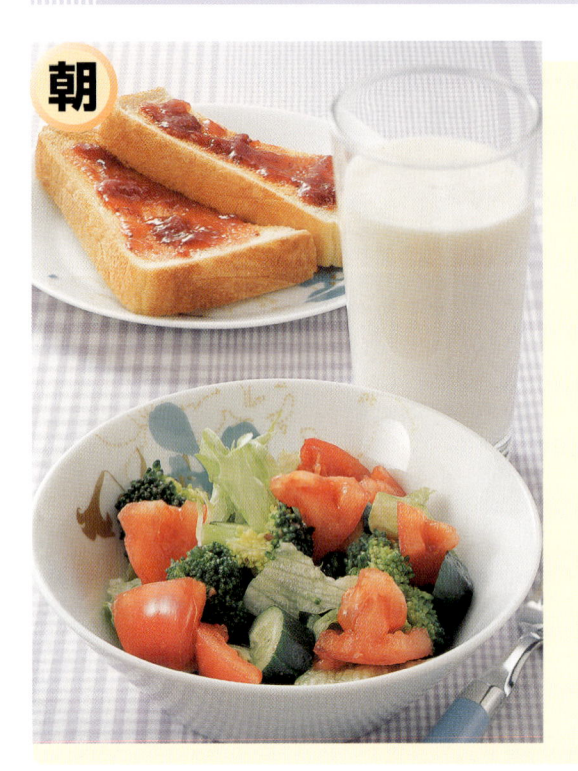

朝

●ジャムでエネルギーを確保します

主食	トースト
副菜	ブロッコリーとトマトのサラダ *variation* ズッキーニのピカタ *p.130*
飲み物	フルーツミルク *variation* かぼちゃスープ *p.131*

	E(kcal)	P(g)	F(g)	食塩(g)
トースト	262	7.5	3.5	1.0
ブロッコリーとトマトのサラダ	60	2.5	3.6	0.8
ミックスジュース	146	8.0	2.1	0.4

昼

●野菜を牛肉で巻いてボリュームアップ

主食	ごはん
主菜	牛肉の野菜巻き *variation* たらの和風マリネ *p.129*
副菜	おにしめ *variation* なすと干しえびの煮浸し *p.130*
デザート	いよかん

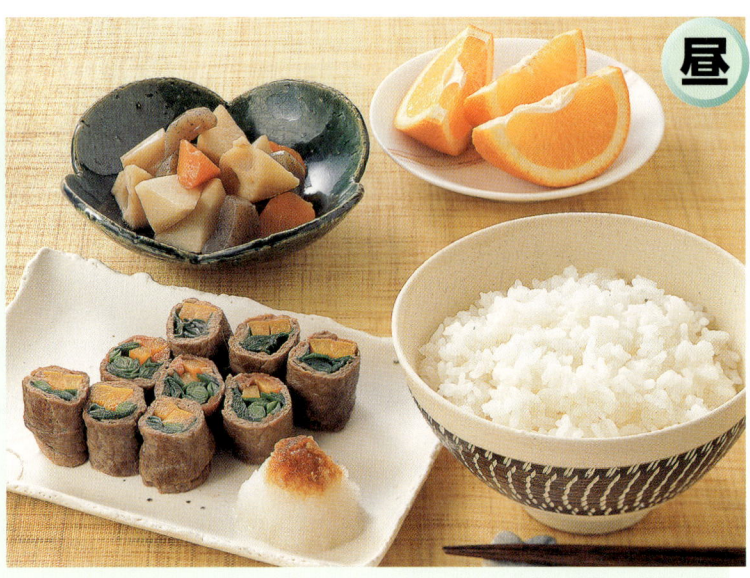

	E(kcal)	P(g)	F(g)	食塩(g)
ごはん	336	5.0	0.6	0.0
牛肉の野菜巻き	160	13.6	8.6	0.9
おにしめ	41	1.3	0.1	1.6
いよかん	32	0.6	0.1	0.0

膵臓疾患

夕

● 白身魚をレモン風味でさっぱりと

主食 ごはん

汁 豆腐の清し汁
variation とろろ昆布の清し汁

主菜 たらのレモンあんかけ
variation 白身魚のおろし煮 *p.129*

副菜 野菜のうま煮
variation はくさいの煮浸し

	E(kcal)	P(g)	F(g)	食塩(g)
ごはん	336	5.0	0.6	0.0
豆腐の清し汁	34	3.3	1.5	1.4
たらのレモンあんかけ	121	11.6	2.2	0.8
野菜のうま煮	38	1.6	1.1	1.1

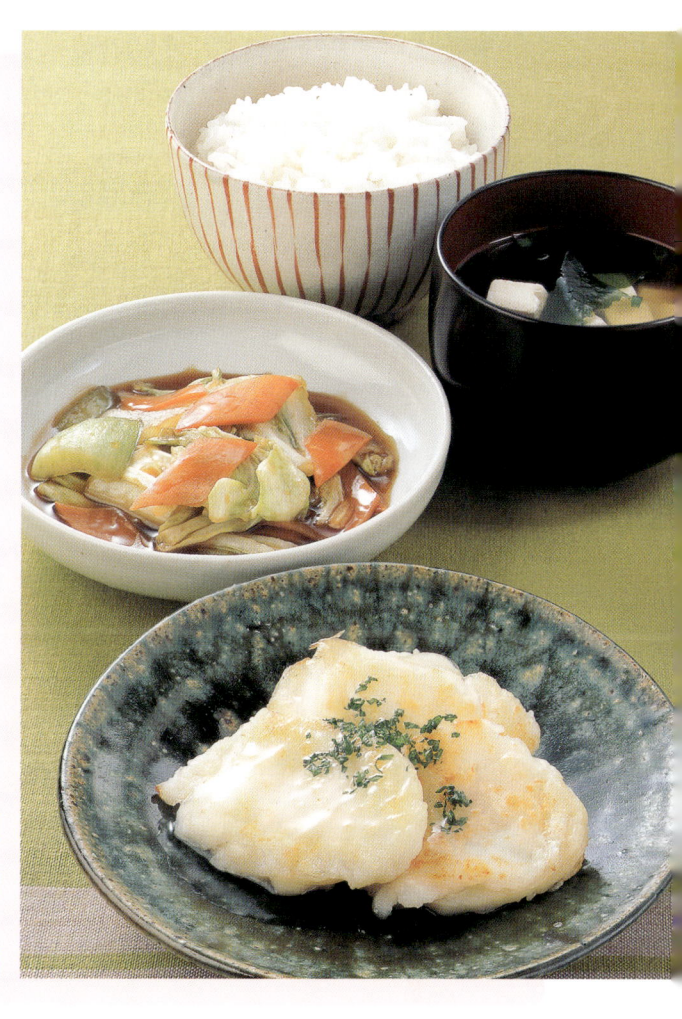

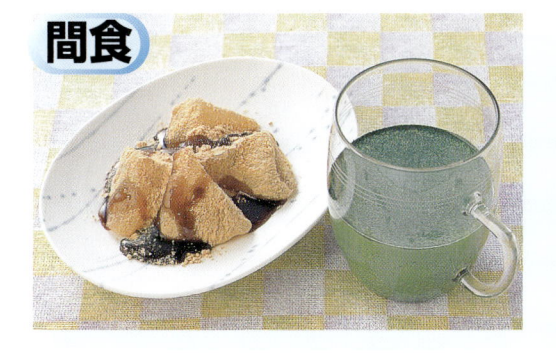

間食

間食 わらび餅
抹茶ミルク

	E(kcal)	P(g)	F(g)	食塩(g)
わらび餅	114	1.3	0.7	0.0
抹茶ミルク	109	4.9	4.7	0.1

食事計画献立例2

組合せ料理例

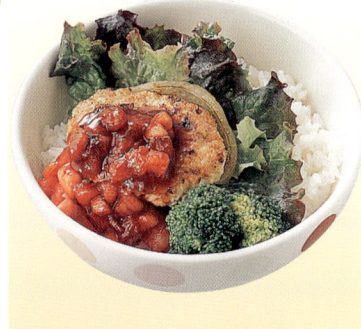

主食

ハンバーグ丼

材料・分量（目安量）

ごはん	200 g	卵	5 g	ウスターソース	10 g
木綿豆腐	30 g	塩	0.5 g	ケチャップ	5 g
鶏肉（もも，ひき肉）		こしょう	(少々)	サニーレタス	20 g
	30 g	油	1 g	トマト	25 g
たまねぎ	10 g	赤ワイン	15 g	ブロッコリー	15 g

作り方

① たまねぎは半分ずつみじん切りと薄い輪切り，トマトはさいの目切り，レタス，ブロッコリーは食べやすい大きさに切り，ブロッコリーはゆでる。
② ボウルに豆腐，ひき肉，みじん切りのたまねぎ，卵，塩，こしょうを入れ，ねばりが出るまでよく混ぜ合わせる。
③ フライパンに油を熱し，成形した②のハンバーグを焼く。同じフライパンで残った油を使って輪切りのたまねぎを焼く。さらに同じフライパンで赤ワイン・ウスターソース・ケチャップ・トマトを沸騰させてソースをつくる。
⑥ 丼にごはんを盛り，野菜やハンバーグをのせた後，ソースをかけて完成。

● 豆腐，鶏もも肉を使うことにより脂質を抑えた料理となります。

E(kcal)	P(g)	F(g)	食塩(g)
455	14.6	4.7	1.6

サラダうどん

材料・分量（目安量）

うどん（ゆで）	240 g	ミニトマト	20 g
オクラ	10 g	かつお節	2 g
レタス	30 g	めんつゆ・ストレート	50 g
きゅうり	25 g		

作り方

① オクラはさっとゆがいて1 cmに切る。レタスは手で適当にちぎる。きゅうり，ミニトマトは輪切りにする。
② うどんをゆで，氷水でもみ洗いししめる。
③ 皿にめんつゆを入れ水を足し，そこへうどんを入れる。その上に切った野菜を並べ，かつお節をまぶす。

● 豪華に見せるため，うどんの上にいろいろな具をのせてボリュームを出しました。脂質が少なく，1日の脂質の量が調節できます。

E(kcal)	P(g)	F(g)	食塩(g)
297	9.7	1.1	2.4

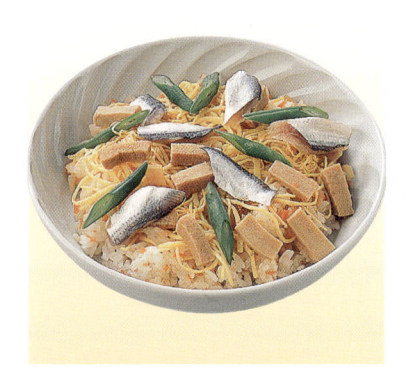

まつりずし

材料・分量（目安量）

ごはん	200 g	凍り豆腐	5 g	だし汁	5 g
酢	17 g	かんぴょう（乾）	2 g	さやいんげん	10 g
塩	1.2 g	にんじん	15 g	卵	10 g
砂糖	15 g	しょうゆ	6 g	砂糖	1 g
ままかり	10 g	砂糖	2.5 g		

作り方

① 米はややかために炊く。
② 凍り豆腐・かんぴょうを戻しておく。さやいんげんは，3 cmの斜め切りにしさっとゆでる。にんじんはみじん切りにする。
③ さやいんげん以外の②の具をしょうゆ・砂糖・だし汁で煮る。かんぴょうはみじん切りにする。薄焼きたまごを焼き，細切りにする。
④ 炊き上がったごはんに酢・砂糖・塩を混ぜたものをかけ，うちわであおぎながら，混ぜる。さらににんじん，かんぴょうを加えて混ぜる。
⑤ ごはんを器に盛り，錦糸たまご，さやいんげん，凍り豆腐，ままかりをのせて完成。

● すしめしに具をのせて，華やかに。

E(kcal)	P(g)	F(g)	食塩(g)
492	11.3	4.8	2.2

豚肉のしょうが巻き

材料・分量（目安量）

豚肉（ロース）	60 g	酒	1 g
しょうが	5 g	大豆油	2 g
しょうゆ	3.5 g	キャベツ	50 g
みりん	1 g	にんじん	10 g

作り方

① しょうがをせん切りにして，豚肉で巻く。
② フライパンに油を薄く引き，豚肉を焼き，調味料を合わせて，ふたをし蒸し焼きにする。
③ 付け合せのキャベツはざく切り，にんじんは短冊に切り，ゆでる。
④ 肉は一口大に切り，器に盛り，③を添える。

● 豚肉をしょうが風味でさっぱりと仕上げます。

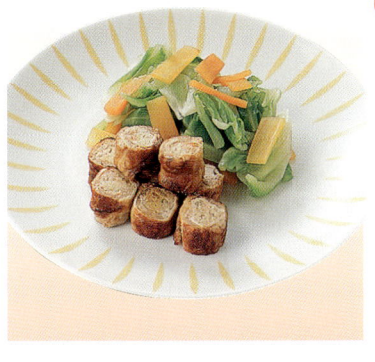

E(kcal)	P(g)	F(g)	食塩(g)
131	14.6	5.5	0.6

白身魚のおろし煮

材料・分量（目安量）

すずき	50 g	だし汁	50 g
だいこん	40 g	（付け合せ）	
しょうゆ	8 g	れんこん	40 g
酒	5 g	カットわかめ	2 g
みりん	5 g		

作り方

① だいこんはおろす。わかめは戻す。れんこんは5mm位のいちょう切りにする。
② だし汁，酒，みりんを煮立たせ，魚を入れ煮る。
③ 10分ほど煮たら，れんこん，わかめを加え，煮含める。
④ 魚を取り出し，煮汁とだいこんおろしを合わせる。
⑤ 器に魚を盛り④をかけ，れんこんとわかめを添える。

● 煮魚にだいこんおろしを加えてあっさりと。

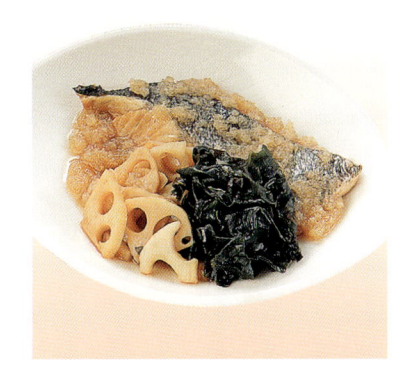

E(kcal)	P(g)	F(g)	食塩(g)
121	12.0	2.3	1.8

たらの和風マリネ

材料・分量（目安量）

たら	60 g	万能ねぎ	5 g
酒	1 g	ごま（いり）	1 g
塩	0.2 g	ノンオイルドレッシング	10 g
きゅうり	20 g	塩	0.2 g
たまねぎ	30 g	酢	2 g
トマト	10 g		

作り方

① たらに塩をして，酒を振り，フライパンで蒸し焼きにする。
② きゅうり，たまねぎ，トマトは薄切りにし，万能ねぎは小口切りにする。
③ ごまをすり，ノンオイルドレッシング，酢，塩で味を調え，野菜を和える。
④ 魚の上に和えた野菜を盛る。

● マリネに野菜をたっぷりかけ，ボリュームアップを。

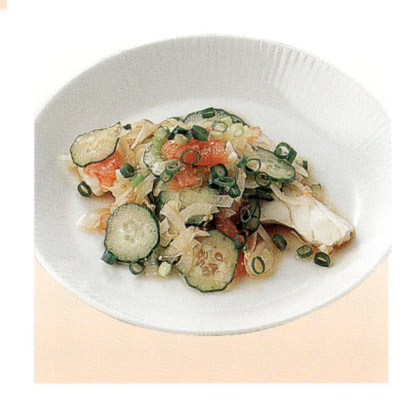

E(kcal)	P(g)	F(g)	食塩(g)
79	11.7	0.7	1.3

組合せ料理例

組合せ料理例

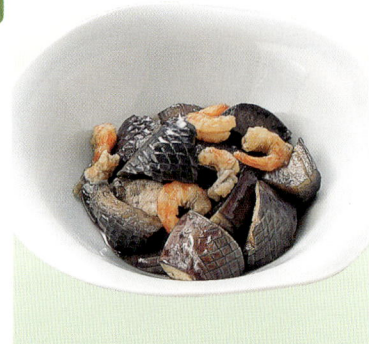

副菜

なすと干しえびの煮浸し

材料・分量（目安量）

なす	60 g	砂糖	2 g
干しえび	3 g	しょうゆ	6 g
だし汁	50 g	トウバンジャン	（少々）

作り方
① なすは半分に切り，細かく切り目を入れてから乱切り，干しえびは戻しておく。
② 鍋にだし汁，調味料，戻した干しえびを汁ごと入れ，なすを加えて20分程度煮る。

E(kcal)	P(g)	F(g)	食塩(g)
33	2.7	0.1	1.0

●干しえびのうま味がなすの味を引き立てます。

ズッキーニのピカタ

材料・分量（目安量）

ズッキーニ	60 g	卵	10 g
塩	0.5 g	小麦粉	5 g
こしょう	（少々）	大豆油	3 g

作り方
① ズッキーニは1cm位の輪切りにして，塩・こしょうで味付けする。
② ①に小麦粉を付けたら，溶きたまごにくぐらせる。
③ フライパンに油を入れ，②を色よく焼く。

E(kcal)	P(g)	F(g)	食塩(g)
70	2.4	4.2	0.5

●ズッキーニをピカタ風に仕上げてボリュームをもたせました。

野菜とビーフンのカレー風味

材料・分量（目安量）

ビーフン	7 g	塩	0.4 g
キャベツ	30 g	うすくちしょうゆ	1.5 g
にんじん	8 g	中華だし	20 g
たまねぎ	20 g	カレー粉	0.2 g
さやえんどう	5 g	オイスターソース	2 g
ごま油	2 g		

作り方
① 野菜はせん切りにする。
② ビーフンは熱湯をかけて戻しておく。
③ 調味料はすべて合わせておく。
④ フライパンにごま油を入れて，野菜を炒め，火が通ったらビーフンを炒め，最後に③を加えて味付けする。

E(kcal)	P(g)	F(g)	食塩(g)
68	1.7	2.2	0.9

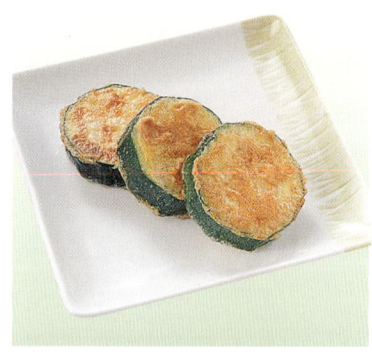

●たまにはビーフンを，カレー風味で。

かぼちゃスープ

材料・分量（目安量）

かぼちゃ（西洋）	70 g	低脂肪牛乳	100 g
たまねぎ	20 g	塩	1 g
固形コンソメ	1 g	こしょう	（少々）

作り方
① かぼちゃは皮をむき薄切りにして水洗いする。たまねぎは2つに切り，薄い半月切りにする。
② 鍋にかぼちゃ，たまねぎ，水，固形コンソメ，低脂肪牛乳半分を加え，軟らかくなるまで煮，ミキサーに入れ，残りの低脂肪牛乳を加えてピュレ状にし，鍋に戻して，塩・こしょうで味付けする。

●牛乳ではなく低脂肪牛乳にすることで脂質をおさえました。

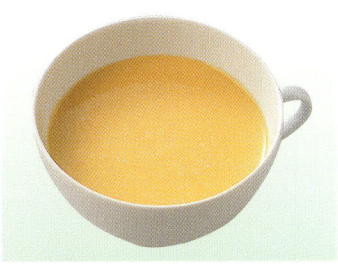

E(kcal)	P(g)	F(g)	食塩(g)
119	5.4	1.3	1.6

さといもとこまつなの粕汁

材料・分量（目安量）

さといも	30 g	塩	1 g
こまつな	30 g	酒粕	15 g
だし汁	150 g		

作り方
① さといもは皮をむいて7～8mmの厚さの輪切りにし，だし汁で煮る。
② 軟らかくなったら酒粕，塩で調味し，こまつなを4cmに切って入れさっと煮る。

●さといもを使い，ボリュームを出しながら，脂質はほぼなくしました。

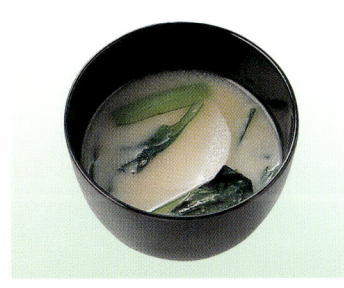

E(kcal)	P(g)	F(g)	食塩(g)
26	1.7	0.2	1.1

いもようかん

材料・分量（目安量）

さつまいも	65 g	塩	0.2 g
砂糖	7 g		

作り方
① さつまいもは水洗いし，輪切りにしてさっと洗う。
② 蒸し器で20分蒸す。
③ 熱いうちに皮をむき，ボウルに入れてつぶし，砂糖，塩を加える。
④ 型にきっちり詰め，押し固めて冷ます。

●いも類でエネルギーアップを図ります。

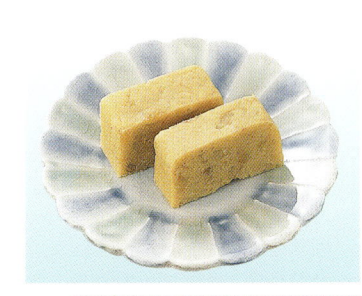

E(kcal)	P(g)	F(g)	食塩(g)
113	0.8	0.1	0.2

小倉ケーキ

材料・分量（目安量）

小麦粉	10 g	砂糖	10 g
上新粉	5 g	つぶしあん	30 g
卵白	20 g		

作り方
① 小麦粉，上新粉を合わせて振るう。
② 型に敷き紙をぴっちりと入れる。
③ ボウルに卵白を入れて十分に泡立て，砂糖を加えてかたく泡立てる。
④ つぶしあんに③の1/2量を入れて混ぜさらに①も加える。
⑤ ④に残りの卵白を加えさっくりと混ぜ，②の型に流し入れる。
⑥ 蒸気の上がったせいろに⑤を入れ，強火で20分蒸す。
⑦ ⑤を型から出して冷ます。

●バターなどを使う洋風のものは避け，和風にして脂質を控えました。

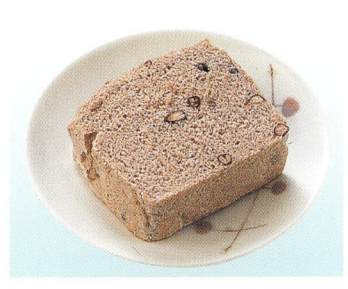

E(kcal)	P(g)	F(g)	食塩(g)
176	4.9	0.4	0.1

組合せ料理例

料理さくいん (デ間⇒デザート・間食，飲み物を示す)

ごはん・パン・めん類（穀類）

■ごはん類
あずきがゆ 主食 ……………101
梅ごはん 主食 ……………100
おにぎり3種 主食 …………100
海鮮がゆ 主食 ………………61
牛丼 主食 ……………………45
くりごはん 主食 ……………60
グリンピースごはん 主食 …100
五目雑炊 主食 ……………101
さつまいもごはん 主食 ……61
さといもごはん 主食 ………61
さんしょう風味のゆばごはん
　主食 ……………………63
しゅんぎくとかにの菜めし 主食 101
ステーキ丼 主食 ……………62
だいずごはん 主食 …………56
だいずとツナの炊き込みごはん
　主食 ……………………63
チャーハン 主食 ……………62
菜めし 主食 …………………60
ハンバーグ丼 主食 ………128
ひじきの炊き込みごはん 主食 …63
まつりずし 主食 …………128
ライスカレー 主食 …………40

■パン類
フルーツとチーズのサンドイッチ
　主食 ……………………56
シナモントースト デ間 ……89

■めん類
サラダうどん 主食 ………128
焼きうどん 主食 ……………62
焼きそば 主食 ………………36
冷製トマトのパスタ 主食 …52

■その他
コーンフレーク 主食 ………60
とうもろこし入りコールスロー
　副菜 ……………………71

いも類

■さつまいも
さつまいもごはん 主食 ……61
さつまいもと白いんげんのレモン煮
　デ間 ……………………37
昆布とさつまいもの煮物 副菜 …72
いもようかん デ間 ………131

■さといも
さといもごはん 主食 ………61
さといもとこまつなの粕汁 汁 …131
だいこんとさといものみそ汁 汁 96
おにしめ（さといも）副菜 …124
さといも団子のあんかけ 副菜 …49

■じゃがいも
じゃがいものみそ汁 汁 ……88
ロールキャベツとじゃがいものスープ煮 主菜 ……………93
じゃがいものきんぴら煮 副菜 …120
じゃがいもとにんじんのミルク煮
　副菜 ……………………70

■やまのいも
オクラとやまいもの梅和え 副菜 72
なめことやまといもの梅肉和え
　副菜 …………………121

■こんにゃく
土佐こんにゃく 副菜 ………69
糸こんにゃくの明太子和え 副菜 57

豆・大豆製品

■だいず
さんしょう風味のゆばごはん
　主食 ……………………63
だいずごはん 主食 …………56
だいずとツナの炊き込みごはん
　主食 ……………………63
油揚げとたまねぎのみそ汁 汁 …120
豆腐の清し汁 汁 …………125
おからの煮物 主菜 …………65
オクラ納豆 主菜 ……………36
おぼろ豆腐 主菜 ……………48
じゃこ納豆 主菜 ……………96
だいず入りカポナータ 主菜 …66
だいずの煮物 主菜 …………44
茶巾豆腐 主菜 ……………103
豆腐のあんかけ 主菜 ……103
豆腐のおかか焼き 主菜 ……88
豆腐ハンバーグ 主菜 ……104
にら納豆 主菜 ………………64
卯の花煮 副菜 ……………106
高野豆腐の含め煮 副菜 …107
五目豆 副菜 ………………89
しゅんぎくとほうれんそうの白和え
　副菜 ……………………96
豆腐とひじきのサラダ 副菜 …70

■その他
あずきがゆ 主食 …………101
グリンピースごはん 主食 …100
ガルバンゾと夏野菜のカレー
　主菜 ……………………67
えだまめときゅうりの和風サラダ
　副菜 …………………106
グリンピースのブレゼ 副菜 …92
さつまいもと白いんげんのレモン煮
　デ間 ……………………37

野菜類

■アスパラガス・オクラ
アスパラガスのヨーグルトドレッシングかけ 副菜 ………107
みずなとアスパラのツナサラダ
　副菜 ……………………45
オクラの清し汁 汁 …………45
オクラ納豆 主菜 ……………36
オクラとやまいもの梅和え 副菜 72

■かぶ
かぶとこまつなのみそ汁 汁 …56
かぶのゆず香漬 副菜 ………45
かぶの葉のたらこ和え 副菜 …97
かぶのさっと漬 副菜 ……120

■かぼちゃ
かぼちゃのクリームスープ 汁 …102
かぼちゃスープ 汁 ………131
かぼちゃのミルク煮 副菜 …45
かぼちゃの煮物 副菜 ………52
かぼちゃの茶巾絞り デ間 …97

■カリフラワー・キャベツ
カリフラワーのカレー風味 副菜 70
キャベツのココット 副菜 …69
ロールキャベツとじゃがいものスープ煮 主菜 ……………93

■きゅうり
きゅうりのしそ風味 副菜 …68
もずくときゅうりの酢の物 副菜 74
きゅうりの浅漬 副菜 ………96
えだまめときゅうりの和風サラダ
　副菜 …………………106

■ごぼう・こまつな
ごぼうのきんぴら 副菜 ……97
さといもとこまつなの粕汁 汁 …131
こまつなとわかめのみそ汁 汁 …36
かぶとこまつなのみそ汁 汁 …56

こまつなのからし和え 副菜 ……41
こまつなのごま和え 副菜 ……88

■しゅんぎく
しゅんぎくとかにの菜めし
　主食……………………………101
しゅんぎくと黄ぎくのお浸し
　副菜……………………………37
しゅんぎくとほうれんそうの白和え
　副菜……………………………96

■だいこん
いかとだいこんの煮物 主菜……105
しめじとだいこんのみそ汁 汁…44
だいこんとさといものみそ汁 汁…96
切干しだいこんの煮物 副菜…36
おろし和え 副菜 ………………48

■たけのこ・たまねぎ
若竹煮 副菜 ……………………69
油揚げとたまねぎのみそ汁 汁…120

■トマト
冷製トマトのパスタ 主食 ………52
トマトのスクランブルエッグ
　主菜……………………………92
ヨーグルトとトマトのスープ
　汁………………………………102

■なす・菜の花
焼きなす 副菜 ……………………68
なすと干しえびの煮浸し 副菜…130
菜の花の黄身酢和え 副菜……44

■にら・にんじん
にら納豆 主菜 ……………………64
もやしとにらのポン酢和え 副菜 71
にらせんべい デ間 ……………108
じゃがいもとにんじんのミルク煮
　副菜……………………………70
にんじんとささ身のサラダ 副菜 56
にんじんとオレンジのゼリー
　デ間……………………………108

■はくさい・ピーマン
はくさいの中華浸し 副菜………121
ピーマンとセロリーのきんぴら
　副菜……………………………74
焼きピーマンのマリネ 副菜 ……75

■ブロッコリー
ブロッコリーのスープ煮 副菜…40
ブロッコリーサラダ 副菜 ………48

ブロッコリーとトマトのサラダ
　副菜……………………………124

■ほうれんそう
ほうれんそうのお浸し 副菜 ……53
ほうれんそうとぜんまいのナムル
　副菜……………………………71
しゅんぎくとほうれんそうの白和え
　副菜……………………………96

■みずな・もやし
みずなとアスパラのツナサラダ
　副菜……………………………45
もやしとにらのポン酢和え 副菜 71
もやしの梅肉和え 副菜 ………106

■野菜全般・その他
サラダうどん 主食 ……………128
のっぺい汁 汁 …………………102
実だくさん汁 汁 ………………41
野菜スープ 汁 …………………52
かき菜と豚肉の和え物 主菜……52
ガルバンゾと夏野菜のカレー
　主菜……………………………67
牛肉の野菜巻き 主菜 …………124
ゴーヤチャンブル 主菜 …………57
だいず入りカポナータ 主菜 ……66
豚肉の野菜巻き 主菜 …………104
ゆでたまごと野菜のサラダ 主菜 103
エリンギと野菜の焼き浸し 副菜 68
おにしめ 副菜 …………………124
海藻サラダ 副菜 ………………40
かんぴょうのごま酢和え 副菜…49
五目きんぴら 副菜 ……………56
根菜とひじきの煮物 副菜……107
根菜のホットサラダ 副菜 ……44
昆布しょうゆ漬 副菜 …………73
ズッキーニのピカタ 副菜 ……130
とうもろこし入りコールスロー
　副菜……………………………71
ピクルス 副菜 …………………36
ひじきの彩りサラダ 副菜 ……75
ひじきのサラダ 副菜 …………93
野菜とビーフンのカレー風味
　副菜……………………………130
野菜の甘酢和え 副菜 …………88
野菜の甘酢漬 副菜 ……………73
野菜のうま煮 副菜 ……………125
洋風煮なます 副菜 ……………74
わけぎとわかめの酢みそ和え
　副菜……………………………120
ミルク入り野菜ジュース デ間…108

果実類

フルーツとチーズのサンドイッチ
　主食……………………………56
いちごとバナナのミルクヨーグルト
　デ間……………………………76
いちごのヨーグルトかけ デ間 …44
いちごミルク デ間 ……………121
オレンジヨーグルト デ間 ……53
キウイのヨーグルトシェイク
　デ間……………………………108
にんじんとオレンジのゼリー
　デ間……………………………108
フルーツ盛り合わせ デ間 ……88
フルーツヨーグルト デ間 ……93
フルーツミルク デ間 …………124
りんごの赤ワイン煮 デ間 ……76

きのこ・海藻類

■きのこ類
きのこ汁 汁 ……………………37
しめじとだいこんのみそ汁 汁…44
なめこ汁 汁 ……………………97
ほたてときのこのホイル包み
　主菜……………………………66
エリンギと野菜の焼き浸し 副菜 68
きのこの和え物 副菜 …………75
きのこのうま煮 副菜 …………53
きのこのおろし和え 副菜 ……92
なめことやまといもの梅肉和え
　副菜……………………………121
なめたけ 副菜 …………………73
焼ききのこ 副菜 ………………41

■海藻類
ひじきの炊き込みごはん 主食 …63
こまつなとわかめのみそ汁 汁…36
とろろ昆布としらすの吸い物 汁 52
海藻サラダ 副菜 ………………40
切り昆布の煮物 副菜 …………92
根菜とひじきの煮物 副菜………107
昆布しょうゆ漬 副菜 …………73
昆布とさつまいもの煮物 副菜…72
豆腐とひじきのサラダ 副菜 …70
ひじきの彩りサラダ 副菜 ……75
ひじきのサラダ 副菜 …………93
ひじきの煮物 副菜 ……………48
もずくときゅうりの酢の物 副菜 74
わかめのさっと煮 副菜 ………72
わかめの酢の物 副菜 …………57

わけぎとわかめの酢みそ和え
　副菜 …………………………120

魚介類

■あさり・あじ・いか
あさりの清し汁　汁 …………96
焼きあじの二杯酢　主菜 ………105
あじの塩焼き　主菜 ……………92
いかとだいこんの煮物　主菜 ……105

■かじき・かつお・かれい
かじきのハーブ焼き　主菜 ……67
かじきのトマト煮　主菜 …………48
かつおのにんにく焼き　主菜 ……65
かつおのたたき　主菜 …………49
かれいの煮付けかぶ添え　主菜 …120

■さけ・さば・さわら・さんま
さけのムニエル粉ふきいも添え
　主菜 ……………………………44
さばのみそ煮　主菜 ……………41
さわらのかぶら蒸し　主菜 ………97
さんまの梅干し煮　主菜 ………64
さんまの塩焼き　主菜 …………37

■たこ・たら
たこの南蛮煮　主菜 ……………66
たらの和風マリネ　主菜 ………129
たらの卵白炒め　主菜 …………53
たらのレモンあんかけ　主菜 ……125

■ひらめ・ぶり・ほたて
ひらめのちり蒸し　主菜 ………105
ベビーリーフ添えカルパッチョ
　（ひらめ）　主菜 ………………52
焼きぶりのおろし浸し　主菜 ……65
ほたての沢煮風　汁 ……………76
ほたてときのこのホイル包み
　主菜 ……………………………66

■魚介類全般・その他
海鮮がゆ　主食 …………………61
じゃこ納豆　主菜 ………………96
白身魚のおろし煮　主菜 ………129
めばるの煮付け　主菜 …………89
糸こんにゃくの明太子和え　副菜 …57
かぶの葉のたらこ和え　副菜 ……97

肉類

■牛肉
牛丼　主食 ………………………45
ステーキ丼　主食 ………………62
牛肉のしぐれ煮　主菜 …………121
牛肉の野菜巻き　主菜 …………124

■鶏肉
ハンバーグ丼　主食 ……………128
鶏ささ身の梅しそはさみ蒸し
　主菜 ……………………………96
鶏肉のクリーム煮　主菜 ………67
鶏むね肉のホイル焼き　主菜 …104
にんじんとささ身のサラダ　副菜 …56

■豚肉
かき菜と豚肉の和え物　主菜 ……52
ゴーヤチャンプル　主菜 ………57
豚肉のしょうが巻き　主菜 ……129
豚肉の野菜巻き　主菜 …………104
豚ヒレ肉のじぶ煮風　主菜 ……88

卵類

トマトのスクランブルエッグ
　主菜 ……………………………92
かき玉汁　汁 ……………………120
スクランブルエッグ　主菜 ………40
たまごのカップ焼き　主菜 ……64
ゆでたまごと野菜のサラダ
　主菜 ……………………………103
茶碗蒸し　副菜 …………………89

牛乳・乳製品

スキムミルク入りみそ汁　汁 ……102
ヨーグルトとトマトのスープ　汁 …102
アスパラガスのヨーグルトドレッシ
　ングかけ　副菜 ………………107
かぼちゃのミルク煮　副菜 ………45
いちごとバナナのミルクヨーグルト
　デ間 ……………………………76
いちごミルク　デ間 ……………121
オレンジヨーグルト　デ間 ………53
キウイのヨーグルトシェイク
　デ間 ……………………………108
フルーツミルク　デ間 …………124
フルーツヨーグルト　デ間 ………93
抹茶ミルク　デ間 …………36,125
ミルク入り野菜ジュース　デ間 …108
ミルク寒天　デ間 ………………76

菓子類・その他

小倉ケーキ　デ間 ………………131
わらび餅　デ間 …………………125

著者(執筆順)
田中　明（たなか　あきら）　　女子栄養大学教授
宮本佳代子（みやもとかよこ）　自治医科大学附属病院栄養部栄養室長
椎名美知子（しいなみちこ）　　自治医科大学附属病院主任管理栄養士
村越美穂（むらこしみほ）　　　自治医科大学附属病院栄養室長補佐
遠藤美智子（えんどうみちこ）　ノートルダム清心女子大学准教授
西　玉枝（にし　たまえ）　　　倉敷成人病センター肝臓病治療センター管理栄養士

編者は巻頭に掲載してあります。

料理制作

柳沢 幸江　　　和洋女子大学教授
満留 邦子　　　クッキングアドバイザー（管理栄養士）
岡田 千穂　　　和洋女子大学助手
熊谷 まゆみ　　和洋女子大学助手

料理撮影

川上 隆二

スタイリスト

丸山かつよ
中島寿奈美　（アシスタント）

デザイン・レイアウト・DTP制作
さくら工芸社

栄養食事療法シリーズ 3
脂質コントロールの栄養食事療法

2009年（平成21年）3月10日　初版発行

編　者	渡邉早苗 寺本房子　ほか
発行者	筑紫恒男
発行所	株式会社 建帛社 KENPAKUSHA

〒112-0011　東京都文京区千石4丁目2番15号
TEL（03）3944－2611
FAX（03）3946－4377
http://www.kenpakusha.co.jp/

ISBN 978-4-7679-6132-3 C3047　　さくら工芸社／亜細亜印刷／常川製本
Ⓒ渡邉，寺本ほか，2009.　　　　　　　　Printed in Japan

本書の複製権・翻訳権・上映権・公衆送信権等は株式会社建帛社が保有します。
JCLS〈（株）日本著作出版権管理システム委託出版物〉
本書の無断複写は著作権法上での例外を除き禁じられています。複写される
場合は，（株）日本著作出版権管理システム（03-3817-5670）の許諾を得てください。